脊柱外科
临床与影像诊断

Clinical and Imaging Diagnosis of Spine Surgery

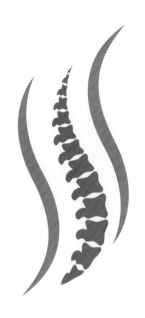

脊柱外科
临床与影像诊断

Clinical and Imaging Diagnosis of Spine Surgery

名誉主编 余永强（安徽医科大学副校长）

申才良（安徽医科大学第一附属医院脊柱外科）

主　编 董福龙（安徽医科大学第一附属医院脊柱外科）

副 主 编 李小虎（安徽医科大学第一附属医院放射科）

朱佳佳（安徽医科大学第一附属医院放射科）

吴媛媛（安徽医科大学第一附属医院超声科）

吴　涛（安徽医科大学第一附属医院核医学科）

编　者 侯唯姝　蔡欢欢　王培培　汪　会　束宏敏

朱　坤　张思雅　谢冰勇　倪浩宇　殷敏敏

王　莹　陈静瑶　刘思雨　宋旆文　徐　鹏

杨　昆　韩天宇　陈森林　巫贤勇　金韦明

常建超　闫廷飞　李　岩　左钧勋　许志彬

姚纪元　卞思成

秘　书 张思雅

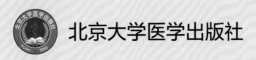

北京大学医学出版社

JIZHU WAIKE LINCHUANG YU YINGXIANG ZHENDUAN

图书在版编目（CIP）数据

脊柱外科临床与影像诊断 / 董福龙主编 . —北京：北京大学医学出版社，2023.12

ISBN 978-7-5659-3035-5

Ⅰ. ①脊⋯　Ⅱ. ①董⋯　Ⅲ. ①脊椎病—影像诊断　Ⅳ. ①R681.504

中国国家版本馆CIP数据核字（2023）第218017号

脊柱外科临床与影像诊断

主　　编：董福龙

出版发行：北京大学医学出版社

地　　址：（100191）北京市海淀区学院路38号　北京大学医学部院内

电　　话：发行部 010-82802230；图书邮购 010-82802495

网　　址：http://www.pumpress.com.cn

E－m a i l：booksale@bjmu.edu.cn

印　　刷：北京信彩瑞禾印刷厂

经　　销：新华书店

责任编辑：刘　燕　　责任校对：靳新强　　责任印制：李　啸

开　　本：787 mm×1092 mm　1/16　印张：12.75　字数：320千字

版　　次：2023年12月第1版　2023年12月第1次印刷

书　　号：ISBN 978-7-5659-3035-5

定　　价：138.00元

序

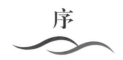

19 世纪末，德国物理学家伦琴首次发现了 X 线。这个发现创造了医学上一门崭新的学科——医学影像学。

医学影像学自诞生以来一直是新技术领域应用最快的学科之一。经过 100 多年的迅猛发展，新的成像技术层出不穷，往往在被发明以后迅速在临床上得以推广应用，如计算机体层成像（computed comography，CT）、磁共振成像（magnetic resonance imaging，MRI）、超声成像（ultrasonography，USG）、数字减影血管造影（digital subtraction angiography，DSA）、发射计算机体层成像（emission computed tomography，ECT）及正电子发射体层成像（positron emission tomography，PET）等。20 世纪 80 年代，诞生了数字化 X 线成像技术（digital radiography，DR）。DR 的出现使医学影像学全面进入数字化时代。图像储存与传输系统（picture archiving and communicating system，PACS）的应用则使医学影像学率先进入信息时代和互联网时代。近年来，人工智能（artificial intelligence，AI）的发展方兴未艾。在医学影像辅助诊断领域，AI 对某些图像的识别准确率可以达到 90% 以上。人工智能和影像学的深度融合不仅给医学影像学，也给临床医学的诸多学科带来了全新的机遇和挑战。

医学影像学在疾病诊断中的重要地位是毋庸置疑的，它既可为临床提供疾病的形态学诊断，也能提供功能学诊断。例如，通过 CT 灌注成像，既可了解脑、肝、肾等实质脏器病变的形态学改变，亦可了解器官的血流动力学变化；MRI 的脑功能成像已成为探索大脑奥秘的最重要方法之一。任何先进的成像技术都有其针对性和局限性，只有在科学认识疾病的基础上合理选用，才能发挥技术的最大优势。将某些影像检查联合使用，可以互为补充，这对疾病的诊断和鉴别诊断尤为重要。本书涵盖了目前临床上常用的医学影像检查方法，重点介绍了这些检查在脊柱外科临床诊断中的应用。本书既可以帮助脊柱外科医师了解不同成像技术的特点和疾病的影像表现，也可以帮助影像科医师了解脊柱外科常见疾病的临床表现。该书内容翔实全面、图文并茂，是一部很好的临床参考书。

余永强

前　言

1895 年，德国物理学家伦琴发现了 X 线，并因此获得了第一届诺贝尔物理学奖。他用妻子的左手制作了世界上第一张人体 X 线片——"戴戒指的手"。自此，影像学就与骨科结下了不解之缘。人类从此不再依赖解剖的方法，利用影像技术，就可以观察和了解人体的内部结构。

100 多年以来，随着现代物理学、材料学、微电子技术以及计算机技术的飞速发展，新的医学影像技术和检查方法不断涌现。这些影像技术在骨科尤其在脊柱外科有着广泛的应用。无论是脊柱外伤，还是畸形、退变性疾病，抑或是脊柱的感染和肿瘤，医学影像在辅助诊断和治疗等方面都发挥了重要作用。它不仅能为临床诊断提供依据，也能够帮助临床医生制订更合理和全面的治疗方案。

但是，新的、昂贵的技术并不能完全取代传统的影像检查方法。这些影像技术有着各自的优缺点和适用范围。本书力求将脊柱外科临床和医学影像诊断有机地结合起来，首先介绍常见医学影像技术的成像原理及特点，而后重点介绍常见脊柱外科疾病的影像学表现。本书既可以帮助脊柱外科医师更好地掌握不同影像技术的特点和常见脊柱外科疾病的影像学表现，也可以帮助影像科医师更好地了解脊柱外科的相关疾病。本书适合医学生、实习医师及住院医师阅读，对有一定临床经验的高年资专科医师也有参考价值，希望他们都能从中有所收获。

感谢安徽医科大学第一附属医院骨科、脊柱外科、放射科、超声科及核医学科提供的病例及影像资料图片，在此向支持、帮助和参与本书编写的所有人员一并表示感谢。

由于水平所限，疏漏之处，敬请广大读者批评指正。

董福龙

本书由国家级一流本科专业（临床医学）建设项目、安徽省高校自然科学研究项目重点项目、安徽省教育厅高等学校省级质量工程项目、安徽省卫生健康科研项目、安徽医科大学第一附属医院临床研究启动计划项目资助（KJ2019A0275、2022AH051158、2020jyxm0918、2022kcsz148、AHWJ2023A2012、LCYJ2021YB018）。

目　录

上篇　常用医学影像技术

下篇　常见脊柱外科疾病的影像学表现

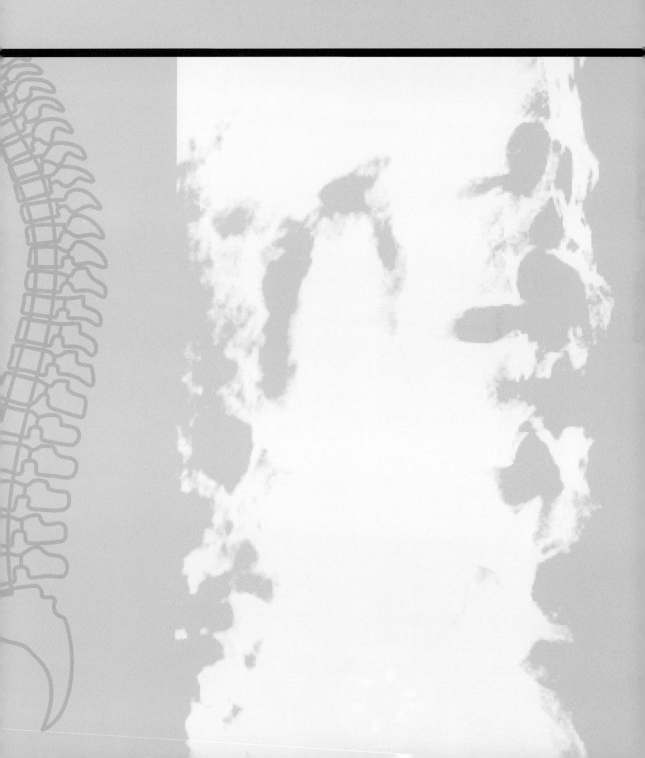

上　篇
常用医学影像技术

第一章

医学影像技术的发展历史

一、放射学的发展简史

1895 年 11 月，德国物理学家伦琴（W. C. Rontgen）首次发现了 X 线，这意味着人类从此不需要解剖的方法就可以观察活体的内部器官和结构。这个发现创造了医学上一门崭新的学科——放射学（radiology）。

近百年来，特别是从 20 世纪 70 年代起，伴随着现代物理学、材料学、微电子技术以及电子计算机技术的飞速发展，新的成像技术不断涌现。1972 年，英国科学家 G. N. Houndsfield 首次报道了计算机体层成像（computed tomography，CT）。它不仅可以获取人体的横断面解剖图像，还能够测量人体不同组织的密度值，使诊断信息发生了革命性的变化。1946 年，美国的 Bloch 和 Purcell 发现了核磁共振现象。1971 年，R. Damadian 教授认为核磁共振信号可以用来探测人类的病变。随后，1978 年和 1980 年，头部和全身的磁共振机相继面世。磁共振成像（magnetic resonance imaging，MRI）的出现首次使人类实现不使用 X 线，而是依靠在强磁场环境下利用人体自身质子共振的特性来成像。MRI 不仅可以获得高对比以及任意三维空间方位的人体解剖学影像，还可以了解器官的功能，以及探测组织细胞的分子结构和分子构成。后者今天被称为分子影像探针技术。20 世纪 80 年代，人们成功制作了具有光电转换特性的非晶硒成像板，从而诞生了不以 X 线胶片为成像载体的数字化 X 线成像技术（digital radiography，DR）。DR 的出现不仅使图像质量有了大幅度提高，同时使 X 线的辐射剂量进一步降低，更为重要的意义在于使医学影像学全面进入了数字化时代。

各种医学影像学成像技术的出现使疾病的物理诊断发生了根本性的变革，它们之间的相辅相成不仅提高了诊断的准确度、敏感度和特异度，同时出现了传统的形态学诊断与功能学诊断并进、宏观诊断与微观诊断并进的局面，从而形成了现代医学影像学。现代医学影像学的范畴包括常规 X 线、超声成像（ultrasonography，USG）、CT、MRI、数字减影血管造影（digital subtraction angiography，DSA）、发射计算机体层成像（emission computed tomography，ECT）、正电子发射体层成像（positron emission tomography，PET）、介入放射学（interventional radiology）以及以图像数字化为基础的影像存储与传输系统（picture archiving and communicating system，PACS）、信息放射学（informatics in radiology，info-PAD）和远程放射学（teleradiology）。这一切都使医学影像学率先进入信息时代和"互联网"时代。特别需要提及的是，随着 20 世纪 70 年代介入放射学的兴起，传统的血管造影技术不再仅仅用于诊断，更重要的是借助其精确的导向作用对许多疾病进行微创治疗。当今介入放射学的诊断及治疗范围已涉及临床各个科室和专业，成为除内科治疗学、外科治疗学之外的第三大治疗学——介入治疗学。目前，作为医学影像学科重要分支的介入学科已成为临床不可或缺的科室。

我国医学影像学的发展基本与世界同步，但真正的发展和普及是在新中国成立之后，不同类型的 X 线机相继面世，极大地推动了我国医学影像学事业的发展。自改革开放以来，我国引进并自行研发了大量先进的医学影像设备。目前在我国县级以上医院，甚至在部分经济发达地区的镇级医院，均配置了完备的数字化医学影像学设备，如 DR、CT、MRI 甚至 DSA 和 PACS 系统。我国大型综合性医院已经建成了基本上与发达国家水平相当的现代化医学影像学科。

二、放射学的临床地位与作用

医学影像学在疾病诊断中的重要地位是毋庸置疑的，它既可为临床提供疾病的形态学诊断，也能提供功能学的诊断。例如，通过 CT 的灌注成像既可了解脑、肝、肾等实质脏器病变的形态学改变，也可了解器官的血流动力学变化，提供良、恶性疾病的诊断及鉴别诊断信息；MRI 的脑功能成像已成为探索大脑奥秘的最重要手段；介入放射学如今甚至是治疗某些疾病的唯一有效手段，如用栓塞术治疗大咯血、呕血或外伤性大出血等。图像的数字化以及网络技术的发展使影像科率先步入信息时代。影像科也是不同科室、不同医疗机构间重要的信息交流平台，甚至通过互联网可直接与患者沟通，而不受时空的限制。

医学影像学诊断疾病的准确度、敏感度和特异度与检查费用的多少无正相关，不同的检查技术有各自的优缺点和适用范围。有些检查联合使用，可以获得相得益彰和互为补充的效果，常用于对疾病的鉴别诊断。对一些疾病的动态观察或人群的筛查，常可采用单一的和性价比高的检查方法。如对高危人群乳腺癌的筛查可以用钼靶乳腺摄影，胸部肿瘤筛查可以选用 X 线平片或低剂量 CT，腹部疾病首选检查为 USG。由此可见，只有掌握不同医学影像技术的成像原理和使用限度，才能正确地选择合适的检查方法。这样既可以节约医疗费用和资源，又有利于提高对疾病诊疗的准确率。

第二章

常见医学影像技术的原理及其特点

第一节　X线成像

一、常规X线成像

1. X线的成像原理　X线影像的形成是基于以下三个基本条件：首先，X线具有一定的穿透力，能穿透人体的组织结构；其次，被穿透的组织结构存在密度和厚度的差异，X线在穿透过程中被吸收的量不同，以致剩余的X线量有所差别；最后，这个有差别的剩余X线是不可见的，经过显像过程，例如经过X线胶片或电视显示屏，就能获得具有黑白对比、层次差异的X线图像。

2. X线图像的特点　常规X线图像有以下三个特点：①X线图像的白与黑通常代表了密度的高低；②X线图像是某部位不同密度和厚度组织结构的叠加影像；③X线图像具有放大、失真和伴影。

根据人体组织结构原子序数和密度的不同，在X线图像上的表现一般可以分为三类：①高密度：骨组织和钙化灶，其影像呈白色；②中等密度：肌肉、软骨、实质器官、结缔组织和体液，在影像上呈灰色；③低密度：脂肪组织和存在于体腔内的空气，在影像上呈黑色。骨骼含钙量高，故呈高密度；肺内富含空气而呈低密度；腹部内肝、胆、胰、脾、肾及胃肠道为中等密度器官，呈灰色，缺乏天然对比，故在X线图像上多不易辨别。肺为低密度器官，如发生实变，则可呈密度增高的改变。骨组织如出现肉芽肿或坏死，则可在病变处呈密度减低的改变。

3. X线检查的临床应用　常规X线检查技术包括透视、X线摄片及软组织摄影。虽然现代成像技术如超声、CT和MRI等对疾病的诊断显示出强大的优越性，但并不能完全取代X线检查。一些部位如胃肠道疾病的诊断仍主要依靠X线检查，例如，可根据腹腔内有无游离气体来判断消化道有无穿孔，也可根据胃肠道内积气、积液的形态学表现来判断有无消化道梗阻及其类型。骨骼肌肉系统和胸部由于具备良好的天然对比，X线检查也作为首选。泌尿系统的许多疾病也主要依靠 X 线检查。在介入放射学领域，最常用的影像学技术也是 X 线检查。但对中枢神经系统、肝、胆、脾、胰、生殖系统以及肌肉、肌腱和软骨等软组织病变疾病的诊断，则主要依靠现代成像技术。

目前，软组织摄影主要是指乳腺的钼靶 X 线摄影，其 X 线剂量只有常规 X 线摄影的 1/50 左右，主要用于高危人群乳腺癌的筛查工作，以发现早期的隐匿性乳腺癌。另外，对已经发现的病变，在钼靶 X 线上可进行定位穿刺活检，或进一步做 MRI 检查以明确诊断。故乳腺的钼靶 X 线摄影被公认为乳腺检查的首选方法。

二、血管造影技术

1. 血管造影的成像原理及图像特点　目前，血管造影技术主要是指数字减影血管造影（digital subtraction angiography，DSA）。它的成像原理为，当透过人体已被衰减了的 X 线到达被分隔成许多微小探测器的成像板上时（每一个微小探测器是图像的一个像素，平板探测器由 1024 × 1024 个像素组成），X 线能量被转换成不同强度的电信号。经过模拟 / 数字转换器，电信号被转换成数字信号。再经过计算机运算和图像重建，这些数字信号经数字 / 模拟转换器又转换成模拟信号，并将图像以不同的灰度显示在荧光屏上。

在行 DSA 检查时，先在靶区摄取一张无对比剂的平片（也称为 Mask 片或蒙片），再快速注入对比剂，并高速拍摄一系列含有对比剂的造影片，这样就得到了 Mask 片的像素数字和一系列造影片的像素数字。然后将 Mask 片数字分别与造影片数字相减，并进行图像重建，此时重现的是一幅去掉了骨骼和软组织重叠的高对比的血管图像。DSA 主要是用时间减影法，行单纯血管造影的摄片速率一般为 6 帧 / 秒以下，行心脏和冠脉造影的摄片速率为 25 ~ 30 帧 / 秒。

2. 血管造影的临床应用　由于无创性的 USG、CT 和 MRI 的出现，目前血管造影已不再是重要的诊断工具，它更多的是作为一种导向工具对疾病进行微创治疗。DSA 目前主要的适应证包括以下几个方面。①血管性病变：显示血管的狭窄、阻塞、血栓形成、动静脉畸形及一些静脉性疾病，并行相应的介入治疗；②出血性疾病：诊断各种原因导致的实质脏器急性出血，如大咯血、大呕血、外伤性或医源性出血，并行血管栓塞治疗；③实质器官肿瘤的确诊及化学性栓塞治疗：如肝癌、肾癌、膀胱癌、子宫肌瘤等的经导管栓塞治疗；④少数情况下，也用于良、恶性疾病的鉴别诊断，如鉴别肝癌与肝海绵状血管瘤；⑤某些先天性心脏病的诊断和介入治疗，如动脉导管未闭的堵塞术，房间隔或室间隔缺损的封堵术等；⑥冠心病的诊断与介入治疗。

第二节 CT 成像及 CTM

一、CT 的成像原理

CT 利用 X 线产生二维断层影像，图像由 X 线球管围绕患者做 360° 的快速旋转获取，即利用 X 线束从多个方向对检查部位具有一定厚度的层面进行扫描，由探测器接收透过该层面的 X 线，转变为可见光后，由光电转换器转变为电信号，再经模拟 / 数字转换器转为数字信号，输入计算机处理。处理图像时将选定层面分成若干个体积相同的立方体，称为体素；扫描所得数据经计算获得每个体素的 X 线衰减系数或称吸收系数，再排列成矩阵，即构成数字矩阵；数字矩阵中的每个数字经数字 / 模拟转换器转为由黑到白不同灰度的小方块，称为像素，并按原有矩阵顺序排列，即构成 CT 图像。所以，CT 图像是由一定数目像素组成的灰阶图像，是一种数字图像，是重建的断层图像。CT 系统主要由 X 线发生器、发射器、准直器、探测器、放大器和图像重建系统等组成。

二、CT 图像的特点

1. CT 图像是重建图像，由一定数目从黑到白不同灰度的像素按矩阵排列构成。这些像素反映的是相应体素的 X 线吸收系数。不同 CT 装置所得图像的像素大小及数目不同。像素越小，数目越多，则构成的图像越细致，即空间分辨率（spatial resolution）越高。

如同 X 线图像，CT 图像也是用灰度反映器官和组织对 X 线的吸收程度。如含气的肺组织吸收 X 线少，在 CT 图像上呈黑色影像，即低密度影像；肌肉或脏器等软组织吸收中等剂量的 X 线，呈灰色影像，即中等密度影像；骨组织含钙量高，吸收 X 线多，呈白色影像，即高密度影像。

2. CT 图像用不同的灰度来表示，反映器官和组织对 X 线的吸收程度。CT 图像与 X 线图像相比，具有较高的密度分辨率。因此，人体软组织的密度差别虽小，吸收系数多接近于水，也能形成对比而成像。所以，CT 可以更好地显示由软组织构成的器官，如脑、脊髓、纵隔、肺、肝、胆、胰以及盆腔器官等，并可在良好的解剖图像背景上显示出病变的影像。组成 CT 图像的基本单位是像素。CT 装置不同，所选择的显示技术不同，像素的大小和矩阵数目也就不同。虽然像素越小，矩阵数目越多，构成的图像越细致，空间分辨力就越高，但总体而言，CT 图像组成的基本单位即像素仍显较大，故空间分辨力仍不及常规的 X 线图像。

如同 X 线造影检查，CT 增强检查也是用人工的方法且通常采用静脉注射高密度对比剂来增加病变与周围组织结构的密度对比，以利于病变的检出和诊断。

3．CT 图像不仅用不同灰度显示其密度的高低，还可以用组织对 X 线的吸收系数反映其密度高低的程度，具有量的概念。实际工作中，不用吸收系数来量化密度的高低，而是换算成 CT 值，用 CT 值说明密度。单位为 HU（hounsfield unit）。因此，在描述某一组织影像的密度高低时，不仅可用高密度或低密度来描述，而且可用它们的 CT 值来描述。X 线吸收系数与 CT 值的换算关系如下：水的吸收系数为 1，CT 值定为 0 HU；人体内密度最高的骨皮质吸收系数为 2，CT 值定为 +1000 HU；人体内密度最低的气体吸收系数为 0，CT 值定为 –1000 HU。因此，人体内密度不同的各种组织的 CT 值就位于 –1000 HU ~ +1000 HU 的 2000 个分度之间。由此可见，人体软组织的 CT 值范围小，且与水的 CT 值近似。但由于 CT 具有较高的密度分辨力，因此仍可以将密度差别小的软组织及其病变分辨出来，如脑皮质、髓质与脑梗死灶。

在临床工作中，为了使 CT 图像上要观察的组织结构和病变达到最佳显示，需依据它们的 CT 值范围选用不同的窗技术（window technique），包括窗宽（window width）和窗位（window level）。窗宽即所示图像的 CT 值范围，窗位表示 CT 值的中心位置。CT 值的范围 = 窗位 ± 1/2 窗宽，例如脑窗，窗宽 80 HU，窗位 40 HU，CT 值范围为 0 ~ 80 HU。提高窗位，荧光屏上所显示的图像变黑；降低窗位，则图像变白。增大窗宽，则图像上的层次增多，组织间的对比度下降；缩小窗宽，则图像上的层次减少，组织间的对比度增加。

4．CT 图像是断层图像，常用的是横断面。为了显示整个器官，需要多帧连续的断层图像。通过 CT 设备上图像重建软件的使用，可以重建冠状面和矢状面的断层图像。CT 横断面图像是含有一定层面厚度的组织结构的重建图像。故 CT 图像上各个像素的数值代表相应单位体积各组织 CT 值的平均值。它不能真实地反映该单位内各种组织本身的 CT 值，所测的 CT 值为它们的平均值。这种现象称为部分容积效应。扫描层面的厚度越薄，则部分容积效应的影响越小。随着 CT 设备的发展和各向同性技术的产生及应用，CT 扫描的层厚可小于 1 mm。在亚毫米薄层扫描的基础上，利用计算机软件对 CT 横断面图像进行图像重建，可获得冠状位、矢状位的二维图像以及三维立体的 CT 图像，称之为 CT 图像后处理技术。

三、CT 图像后处理

CT 图像后处理技术涵盖了各种二维显示技术、三维显示技术及其他多种分析、处理和显示技术。其中二维显示技术包括多平面重组（multi-planar reformation，MPR）和曲面重组（curved planar reformation，CPR）。三维显示技术有最大密度投影（maximum intensity projection，MIP）、最小密度投影（minimum intensity projection，minIP）、表面遮盖显示（surface shaded display，SSD）、容积再现技术（volume rendering technique，VRT）及 CT 仿真内镜（CT virtual endoscopy，CTVE）。其他分析、处理和显示技术包括各种分离技术、肺结节分析技术、骨密度分析技术、心脏（包括冠状动脉、心肌灌注）分析技术、CT 灌注分析和显示技术以及各种叠加显示技术等。这些分析和显示技术的开发和应用可以重建出高质量的多平面图像，极大地拓展了 CT 的应用领域，并显著提高了 CT 的诊断价值。

四、CT 检查的临床应用

1. CT 平扫及增强扫描可用于全身各个器官系统的病变诊断，特别是对于中枢神经系统、头颈部、呼吸系统、消化系统、泌尿系统和内分泌系统病变的检出和诊断具有突出的优越性。对于心血管系统、生殖系统和骨骼肌肉系统病变，CT 检查也具有较高的诊断价值。随着 CT 血管造影的应用，使 CT 检查在心血管系统的应用更为广泛。CT 检查所能检出和诊断的病种包括各种先天性发育异常、炎症性疾病、代谢异常病变、外伤性病变、退行性和变性疾病、良恶性肿瘤以及心血管疾病等。

2. CT 后处理图像能多角度、多方位、三维立体地显示器官及其病变。MPR 可以从冠状面、矢状面、斜面显示器官及其病变的位置、范围、病变与周围组织结构的空间关系，可以在不同方位上测量病变的密度、大小等。曲面重组有利于显示走行迂曲的结构如血管、颌骨等，但曲面重组图像不能真实地反映被显示组织器官的位置和毗邻关系。MIP 广泛应用于显示具有较高密度的组织和结构，如充盈对比剂的血管腔。SSD 可立体显示器官的外形，对骨骼系统有较高的应用价值，如颅骨、骨盆和脊柱等，可 360° 旋转进行观察。VRT 通过对不同结构的色彩编码和使用不同的透明度，显示表浅和深在组织结构的影像，使图像有较强的真实感和三维立体感，临床上常用于显示器官及病变的形态，如耳蜗及半规管、血管的走行，对肿瘤组织与血管的空间关系显示良好。CTVE 有仿真纤维内镜的效果，能沿着受检管腔的视角和线路进行观察，还能按电影序列反复回放，用于观察气道、消化道、血管等管道器官的内表面形态。与纤维内镜比较，患者无创伤、痛苦及感染的风险，并且可以从狭窄或梗阻的远端观察。

3. CT 能够提供血流灌注等功能性信息。由于 CT 检查技术的不断创新，使 CT 的诊断信息除了来源于病变形态学表现外，还能提供功能性信息，这就为获得准确诊断提供了新的依据。CT 灌注成像作为一种功能成像，可以反映组织器官和病灶的血流灌注改变，从而有利于病变的检出及定性诊断。此外，应用快速电影模式进行 CT 检查可实时观察器官的活动，如心脏各房室的收缩和舒张、胃肠道的蠕动以及关节的运动，这就为疾病诊断提供了新的信息。

4. 在急诊医学中有重要应用。疑为脑梗死时，可一站式快速完成 CT 平扫、CTA 检查和灌注成像；对胸痛三病症（心绞痛、主动脉夹层和肺动脉栓塞）的患者，可一站式完成主动脉、肺动脉及冠状动脉的 CTA 检查并做出诊断；对急腹症的 CT 检查有利于快速明确病因，为及时、合理、有效的治疗提供可靠依据。

五、CT 脊髓造影

CT 脊髓造影技是 CT 扫描技术和脊髓造影技术的结合，它兼具了 CT 扫描技术独有的断层成像优势，无影像重叠干扰，可清晰地显示微细的解剖结构。CT 可将脊柱椎体、椎管及脊髓轮廓的变化分别呈现，结合 CT 脊髓造影，对椎管内存在的脊髓压迫、脊髓肿胀、微小的骨膜反应、骨碎片以及轻微的骨折具有极高的诊断率。同时，CT 脊髓造影还兼具了脊髓造影技术对于脊髓表面形态良好显影的优势。通过造影剂对脊髓边缘形态的勾勒，应用多平面重建功能，可从横断面、冠状面和矢状面多角度观察断层图像、定位病灶以及研判对脊髓的压迫程度，并且 CT 脊髓造影技术很好地弥补了 CT 平扫对于椎管内非矿化物质压迫显影不良的情况。CTM 可应用于椎间盘病变、退行性椎管狭窄、椎管发育异常、创伤、炎症性疾病及肿瘤性病变等疾病的检查。

第三节　传统 MRI 成像

一、MRI 的成像原理

1. 概述　MRI 是利用原子核在磁场内所产生的信号经重建成像的一种技术。人体内的氢质子分布最广，含量最高。每一个氢质子可被视为一个小磁体。正常情况下，这些小磁体自旋轴的分布和排列是杂乱无章的。若将人体置于一个强大的磁场内，这些小磁体的自旋轴将按磁场的方向重新有规律地排列。此时施加一个能够影响磁场方向的射频脉冲，使其产生共振。当射频脉冲停止后，磁场会恢复到原来的状态，并以射频信号的形式释放出吸收的能量。这个射频信号被接收后，经计算机处理，再重建成图像。MRI 机按照所用磁体的不同，可分为常导型、永磁型及超导型。前两者的磁场稳定性较差，目前应用最多的为超导型。超导型磁场稳定而均匀，不受外界温度的影响，场强高，可调节；缺点是造价高，维护费用高。

2. 纵向弛豫与横向弛豫　纵向弛豫又称自旋—晶格弛豫，简称 T1，是指 90° 射频脉冲停止后，纵向磁化矢量从最小值恢复至平衡态的 63% 所经历的弛豫时间。MRI 信号主要依赖 T1 而重建的图像称为 T1 加权像（T1WI）。横向弛豫又称为自旋—自旋弛豫，简称 T2，是指射频脉冲停止后，横向磁化由最大量衰减到 37% 所经历的时间。T2 值也是一个具有组织特异性的时间常数，不同组织以及正常组织和病理组织之间有不同的 T2 值。MRI 信号主要依赖 T2 而重建的图像称为 T2 加权像（T2WI）。

二、MRI 图像的特点

1. MRI 图像反映组织间弛豫时间的差别，有流空效应，可在不使用造影剂的情况下使血管显像。

2. MRI 图像可多参数成像，可同时得到 T1WI、T2WI 及质子密度加权像。在 T1WI 和 T2WI 上，T1 和 T2 弛豫时间的长短与信号强度的高低之间的关系有所不同。短的 T1 值（简称短 T1）呈高信号，如脂肪组织；长的 T1 值（简称长 T1）为低信号，如脑脊液；短的 T2 值（简称短 T2）为低信号，如骨皮质；长的 T2 值（简称长 T2）为高信号，如脑脊液。MRI 增强扫描是通过给予对比剂，人为改变组织与病变在 T1WI 或 T2WI 图像的信号强度对比，以利于病变的检出和诊断。常用对比剂为含钆（gadolinium，Gd）的顺磁性螯合物，主要缩短 T1 值，增加 T1WI 图像上病变的信号强度，提高与正常组织间的信号强度对比。

3. MRI 图像为直接获取的多方位断层图像。如同 CT 图像，在临床应用中，MRI 检查常规获取横断面的断层图像。根据需要，MRI 还可直接进行冠状位、矢状位乃至任何方位的斜面断层成像。直接获得的多方位图像有利于显示组织结构间的解剖关系，也有利于明确病变的起源部位及范围。

4. MRI 图像可显示组织磁敏感性的差异。梯度回波序列和磁敏感加权成像（susceptibility weighted imaging，SWI）均可显示正常组织之间或组织与病变之间磁敏感性的差异，可用于显示小静脉微出血、铁沉积和钙化等。

5. MRI 图像可直接显示含水的管道系统，即磁共振水成像（MR hydrography）。可以利用重 T2WI 序列，不需要使用对比剂，就能显示含有液体的管道系统。例如，MR 胆胰管成像（MR cholangiopancreatography，MRCP）可以显示胆总管、胰管、胆囊、胆囊管及肝内外胆管的管腔形态，MR 尿路成像（MR urography，MRU）可显示肾盂、肾盏、输尿管及膀胱的形态。

6. MRI 图像可反映组织血流的灌注信息。目前有两种基于 MRI 的灌注加权成像（perfusion weighted imaging，PWI）方法——动态磁敏感对比法（dynamic susceptibility contrast，DSC）和动脉自旋标记法（arterial spin labelling，ASL）。前者需要注射对比剂，利用顺磁性对比剂所引起的磁敏感效应进行成像；后者不需要注射对比剂，通过标记动脉内的 ^{1}H 进行成像。

三、MRI 成像的临床应用

因 MRI 检查具有多参数、多序列、多方位成像的特点，软组织分辨力高且无 X 线辐射损伤的特性，能够进行 MR 水成像、MR 血管成像、MR 弥散成像、MR 功能成像和 MR 波谱检查等，目前已广泛用于人体各系统和各部位疾病的检查和诊断。与其他成像技术相比，MRI 对病变的检出更为敏感，可早期发现小病变，如对垂体微腺瘤、脊髓病变、早期小的肝细胞癌以及软骨损伤的检出。此外，MRI 对病变的诊断更为准确，尤其是应用各种特定成像序列和成像方法，能进一步显示病变的特征，从而提高了对病变诊断和鉴别诊断的能力。例如，应用同反相位检查对肾上腺腺瘤的诊断及与非腺瘤的鉴别，应用 MRS 对前列腺癌的诊断及与良性前列腺增生的鉴别等。基于这些优势，MRI 在临床上的应用已日趋广泛。

目前，随着 MRI 设备软硬件的持续发展、成像序列和成像方法的不断开发以及对病变影像学表现认识的逐步深化，进一步拓宽了 MRI 的应用领域。例如，SWI 成像技术可清晰地显示脑内小静脉发育异常；对于恶性肿瘤患者，通过全身的 DWI 检查，能够准确检出转移灶，有助于肿瘤的正确分期和治疗。此外，DWI 检查还有望用于预测和早期监测恶性肿瘤对放、化疗的疗效。功能 MRI 成像的动脉病变可为临床合理治疗提供依据。目前 MRI 的应用领域仍在持续拓展中。

第四节　功能 MRI 成像

广义的功能 MRI 成像包括扩散张量成像（diffusion tensor imaging，DTI）、功能 MRI（functional MRI，fMRI）和磁共振波谱（magnetic resonance spectroscopy，MRS）成像等，可从微观结构和组织代谢方面为疾病的诊断提供更为丰富的信息，帮助临床进一步了解疾病的病理生理机制，从而有助于疾病的鉴别诊断和治疗方式的选择。DTI 可无创显示脑白质纤维结构的位置、走行等特点，定量显示脑白质纤维束；fMRI 可通过识别神经元活动升高或降低的脑区实现对脑功能的监测；MRS 成像是目前唯一在活体组织内测量化学物质含量的技术，可提供组织细胞代谢方面的信息。

1. 扩散加权成像（diffusion weighted imaging，DWI）是通过特定成像序列对组织和病变内水分子扩散运动及其受限程度进行成像的方法，是在常规 MRI 序列的基础上，在 x、y、z 轴三个互相垂直的方向上施加弥散敏感梯度，从而获得反映组织内水分子弥散运动状况的 MRI 图像。DWI 在临床上用于缺血性脑梗死的早期诊断，常规 MRI 为阴性，而在 DWI 上可表现为高信号。DTI 可以动态显示并监测脑白质的生理演变过程，三维显示大脑半球白质纤维束的走行和分布，避免术中纤维束的损伤。

2. 功能 MRI（functional MRI，fMRI）可反映人脑功能信息以及病变导致的功能变化，包括静息态和任务态 fMRI。静息态 fMRI 可通过分析脑区之间活动的相关性研究脑区之间的功能连接。任务态 fMRI 是研究特定任务所引起的脑区激活的方法，临床上常被用于运动和语言脑区的定位。fMRI 可以协助神经外科医生制订手术计划，避免术中损伤皮质。fMRI 也可用于评价脑卒中患者的中枢损害及功能重组情况，在指导康复中起重要作用，其在精神病学中的临床应用也在不断研究中。

3. 磁共振波谱（magnetic resonance spectroscopy，MRS）是利用磁共振化学位移（chemical shift）现象来测定组成物质的分子成分的一种检测方法，也是目前唯一可测得活体组织代谢物的化学成分和含量的检查方法。当前常用的是氢质子（^1H）波谱技术。由于 ^1H 在不同化合物中的共振频率存在差异，因此它们在 MRS 的谱线中共振峰的位置也有所不同，据此可判断化合物的性质，而共振峰的峰下面积反映了化合物的浓度，还可据此进行定量分析。主要代谢产物有 N- 乙酰天门冬氨酸、肌酸、胆碱等，其中 N- 乙酰天门冬氨酸代表神经元活动，其峰值降低提示神经元变性或代谢障碍；胆碱与膜磷脂中的胆碱含量有关，患者脑部发生脱髓鞘时其峰值升高；肌酸一般较稳定，不因病理变化而改变（恶性肿瘤、代谢异常等疾病除外），常作为其他代谢产物标准化测量的参考值。应用 3.0 T 的 MRS 能够分辨更多的代谢物谱峰，从而有利于病变的诊断和鉴别诊断。

第五节　放射性核素显像

放射性核素显像是利用放射性核素及其标记物进行脏器和病变显像的方法，其理论基础是核医学示踪技术和分子生物学技术的相互交融。核医学示踪技术展现活体生物体内发生于细胞、亚细胞和分子水平的生化反应及变化过程，探索和揭示疾病发生、发展的机制，实现从分子水平认识疾病。分子识别是分子与分子之间的选择性相互作用，如抗原与抗体结合、受体与配体结合、多肽类化合物与靶细胞结合、反义探针与癌基因的特异性识别、酶与底物的结合等。目前，核医学骨显像主要包括 SPECT/CT 显像、PET/CT 显像、PET/MR 显像，其中，SPECT/CT 是骨骼显像的主要检查设备。自 20 世纪 70 年代初骨显像剂 ^{99m}Tc 标记的磷酸盐问世并被应用于临床以来，放射性核素骨显像不断发展，目前已经成为临床使用频率最高的核医学检查项目之一。放射性核素骨骼与关节显像以全身和局部、平面和断层、静态和动态、融合显像等方式反映骨骼系统病变早期的骨代谢、血流、形态等变化，是诊断骨骼和关节病变的客观、敏感方法。放射性核素骨骼与关节显像的主要目的在于尽可能早地发现和诊断骨骼系统病变，为临床制订最佳治疗方案提供依据，评估病变程度和观察病情变化，评价疗效和预后。放射性核素骨骼与关节显像的特点是可以一次性进行全身扫描而不增加额外的辐射剂量，克服了其他影像检查区域成像的局限性。它不仅能够显示骨骼形态，同时能够反映骨骼和病变的局部血流、代谢情况，在骨骼疾病早期诊断及早期疗效评估方面具有很高的灵敏性和优势，通常能比 X 线和 CT 早 3～6 个月发现异常[1]。

SPECT/CT 骨显像剂以 ^{99m}Tc-MDP 为主，属于磷酸盐类单光子显像剂，注入人体后随血流到达全身骨骼，与骨的主要无机盐成分羟基磷酸石晶体发生离子交换、化学吸附，并与骨组织中的有机成分相结合而沉积于骨组织中，利用 SPECT 探测放射性显像剂在骨骼中的分布而形成影像；SPECT/CT 骨显像另有反应滑膜血运的显像剂，如 ^{99m}TcO4$^-$、^{99m}Tc-白蛋白等；炎症显像剂，如 ^{111}In/^{99m}Tc 标记的白细胞及人免疫球蛋白等。近年来，随着 SPECT/CT 仪器更新换代及图像融合技术的发展，大大提高了放射性核素骨骼与关节显像的特异性和灵敏度，并可实现病灶区放射性摄取定量评估，对加速其发展并扩大临床应用起到了巨大的推动作用。SPECT/CT 骨显像临床适应证广泛，包括原发性骨肿瘤、转移性骨肿瘤、骨感染性疾病、缺血性骨坏死、骨创伤、骨代谢性疾病及骨关节疾病等。

PET/CT 及 PET/MR 是核医学最新的显像设备，亦是目前高端的分子影像检查手段。其中 PET 是正电子计算机断层显像，PET/CT 为 PET 与 CT 的融合成像，PET/MR 为 PET 与 MR 的融合成像。PET 功能影像与 CT、MR 解剖影像相融合，集两者的优势于一身，既可以显示人体的解剖结构及形态学改变，也可以显示功能、代谢及受体方面的信息。作为最高端的分子影像设备，PET/MR 实现了放射学从单模态向多模态、多参数检查技术的演变，也实现了从"分体式"检查向"一体化"检查的演化，其优势在于辐射剂量少、能同步采集、定位更准、消除运动伪影及高软组织对比度等，通过一次检查就可将人体组织的精细形态结构、细胞代谢和功能、疾病的分子表型等信息融为一体。PET/CT、PET/

MR 骨显像的显像剂主要包括 ^{18}F-FDG 和 Na^{18}F 等。^{18}F-FDG 是葡萄糖类似物，广泛用于临床 PET/CT 及 PET/MR 显像。^{18}F-FDG 在骨恶性肿瘤、部分良性肿瘤及瘤样病变、骨感染性病变中均可表现为高摄取，鉴别诊断需结合摄取程度、放射性分布特点及解剖形态等综合判断；其优势为检测病变敏感性高、全身显像有助于综合判断病变性质及寻找原发灶、高摄取区域对临床穿刺活检提供精准生物靶区信息。PET 骨显像的另一常用显像剂为 Na^{18}F，其显像原理与 MDP 类似，通过化学吸附机制反映骨骼血流和骨重建情况。向正常人体注入 Na^{18}F 后其均匀分布于全身骨骼，左右大致对称；骨骼摄取异常增高的地方可见于新骨生成，因为骨样组织可以提供更多的结合位点，也可见于血运增加的骨病灶。总体来说，其摄取程度不能直接区别病灶的良恶性，但分布特点有助于鉴别诊断及指导活检或手术定位。

综上所述，放射性核素骨显像通过不同显像剂、不同显像设备实现骨骼系统的功能与解剖成像融合，既可以显示人体的解剖结构及形态学改变，也可以显示功能、代谢、受体方面的信息，较传统影像学敏感性更高，对骨骼疾病诊断有重要价值。

第六节　超声成像

超声影像学起源于 20 世纪 40 年代，最初由维也纳神经外科医生 K. Dussik 应用超声技术对脑肿瘤进行定位。20 世纪 50 年代，剑桥大学的 J. J. Wild 发现了 A 型超声及 B 型超声技术。随后，超声检查开始应用于妇科和产科疾病的诊断。随着超声探头和电子技术的不断发展，特别是高频探头和 3D/4D 超声技术的出现，超声影像技术在脊柱外科中得以应用并得到了迅速的发展。目前，超声影像检查已经成为脊柱外科相关疾病在诊断、手术导航、物理治疗和随访等方面的重要技术手段。

一、超声的成像原理

超声的成像原理主要是利用超声在人体中传播时产生的反射或透射现象对人体内部组织结构进行成像。超声通过声阻抗不同的两种媒质时，在其分界面上将产生反射。反射能量与入射能量的比值叫反射系数，例如从软组织到骨骼的分界面上，有 50% ~ 70% 的能量反射回去。除反射外，还有一部分能量从界面上透射通过，透过的超声能量与入射的超声能量的比值叫透射系数。两种媒质的声阻抗越相近，则透过的超声能量也越多。超声诊断中的基本成像系统就是利用其反射回声或透射回声构成不同的声像来检查病变的。根据显示和探查方法的不同，又分为许多类型。A 型为调幅式，属于一维波形图。在显像屏幕上，纵轴显示反射波的幅度，横轴显示时间，也就是脏器反射面与体表的距离，可探查点的断层声像。B 型为辉度调制式，属于二维切面图，能获得脏器的切面声像图，用以显示解剖结构。D 型为多普勒超声，包括彩色多普勒血流成像和频谱多普勒，可无创观察血流的情况和组织的方向、速度等。M 型为辉度调制式，属于一维波形图，横坐标表示时间，纵坐标表示距离，目前主要用于心脏检查。

20 世纪 90 年代中期，三维（3D）超声诞生了。3D 技术可以使用计算机软件模拟重建脏器的形态容积，以便更精确地评估研究对象并能够显著减少对操作者的依赖。重建是对所获得的容积进行外部或内部表面的显示，基于不同临床需求及阈值有多种模式，如表面成像模式、透明成像模式、多平面断层超声成像（tomographic ultrasound imaging，TUI）模式等。表面成像在所获得的容积内设置取样框，能够完美显示感兴趣区表面。透明成像模式类似于 X 线或 MRI，通过调节阈值、图像灰阶和透明度来增强无回声的结构（暗色）并且对周围有回声结构进行模糊处理。TUI 类似于 CT 和 MRI 图像，可以得到一个完整序列的切面，具有矢状面、横切面、冠状面多个平面的优势。

二、超声的技术特点

相比于传统的 X 线、CT 和 MRI 等医学影像技术，超声波对人体没有任何伤害和刺激，没有电离辐射，不会对人体产生放射性损害。超声影像技术可以实时观察人体内部结构的动态变化，能够准确地反映器官和组织的功能状态。超声仪器小巧轻便，易于携带和移动，可以在床旁或手术室等场所进行检查和操作，且不需要特殊的准备和设备，因此对于术后的动态随访安全便捷，并且快速准确。但因为超声受骨骼及气体的干扰较大，所以在成人中对脊柱的检查效果欠佳。胎儿的脊柱由于钙化不完全，超声检查则可以获得较好的效果。

三、超声的临床应用

超声影像技术在脊柱外科疾病的诊断、手术导航、物理治疗和随访等方面都有着广泛的应用。

1. 诊断　超声影像技术可以对脊柱外科的某些疾病进行准确的诊断和鉴别诊断，例如椎体骨折、椎间盘突出、脊柱侧凸及脊柱裂等，尤其是对于胎儿脊柱和神经系统的病变具有良好的诊断效果，可以为产后新生儿的手术提前制订手术方案，为判断预后提供可靠依据。

2．手术导航　超声影像技术在脊柱手术中作为一种辅助手段，可以帮助医生确定手术部位、手术深度和手术范围等信息，从而降低手术风险、缩短手术时间和提高手术精度。

3．物理治疗　超声影像技术可以在脊柱物理治疗中作为一种监测手段，帮助医生掌握治疗的进程和效果，从而调整治疗方案和提高治疗效果。

4．随访　超声影像技术在脊柱外科疾病随访中可以作为一种监测手段，帮助医生了解治疗效果和疾病复发情况，从而制订下一步治疗方案和预防疾病复发。

总之，超声影像技术作为一种安全、无创、低成本的医学影像技术，在脊柱外科相关疾病的诊断、治疗和随访中具有广泛的应用前景。随着超声影像技术的不断发展和改进，相信其应用将更加广泛，对于提高脊柱外科相关疾病的治疗效果和降低手术风险都具有重要意义。

第三章

医学影像技术的应用前景和展望

第一节 磁共振成像的应用前景和展望

医学影像既可以作为一种医疗辅助手段用于疾病的诊断和治疗，也可以作为一种科研手段用于临床的科学研究。

一、在脊髓损伤方面的应用

脊髓损伤（spinal cord injury，SCI）包括急性脊髓损伤和慢性脊髓损伤。急性脊髓损伤多由脊柱的外伤引起，慢性脊髓损伤多由脊柱的退变导致，其中最常见的就是脊髓型颈椎病。脊髓损伤引起的大脑长时间感觉输入和运动输出刺激的缺失会导致大脑结构的改变以及大脑功能的重塑。相关的大脑区域对应的运动和认知系统的症状可能是由于脊髓损伤所导致的大脑适应性的改变，因此，了解脊髓相关神经网络的紊乱，有助于理解脊髓损伤后的病理生理学机制。而且，大脑结构或者功能的重塑程度与患者的临床症状具有相关性，这就给我们提供了全新的视角来研究脊髓损伤后的代偿机制。

目前观察脊髓损伤后的脑皮质结构和功能的变化主要通过 T1WI、fMRI 和 DTI。高空间分辨率的 T1 加权结构磁共振成像（3D-T1WI）用于检测灰质形态学的改变，包括局部容积、皮质厚度、脑回形态和皮质下结构等。基于体素的全脑形态学测量技术（voxel-based morphometry，VBM）可以在体素水平观察脑灰质和白质的体积变化[2]。rs-fMRI 是在患者静息状态下采集由神经元和突触活动产生的血氧水平依赖低频信号（0.01～0.08 Hz）的变化来识别神经元活动升高或降低的脑区，从而判断大脑功能的异常连接[3]。DTI 用于脑白质纤维束分析，可观察脑白质纤维束的连接功能和皮质脊髓束的脱髓鞘情况。既往有学者研究发现急性脊髓损伤后，下行传出运动神经和上行传入感觉神经的功能障碍会导致脊髓萎缩[4-5]和脑部相应感觉运动区皮质发生萎缩[6]。部分完全脊髓损伤的患者出现了形态学的改变，包括初级运动区、内侧额叶、扣带回和小脑皮质的灰质萎缩，同时大脑皮质区和脑干的白质纤维束也发生相应改变[7]，并且体积减小的脑区周围逐渐出现再生轴突发芽和树突重构，这些都促使脑部大范围地发生重塑[8]。

二、在脊柱疾病方面的应用

脊柱疾病（spinal disease，SPD）是致残和代价高昂的常见疾病之一，并且随年龄的增长患病风险也逐渐增加。脊柱成像技术主要包括数字化 X 线摄影（digital radiography，DR）、CT、MRI 及 PET。这些成像技术成为临床工作中诊断和鉴别 SPD 不可或缺的检查方法。传统影像学检查方法对 SPD 的诊断准确性各不相同，SPD 的鉴别诊断仍具有挑战性。随着医学影像人工智能（artificial intelligence，AI）技术的广泛应用及大数据的日积月累，传统医疗模式开始逐渐过渡到精准医学模式，影像组学（radiomics）逐渐成为量化影像图像中各类数据及辅助诊疗疾病的新手段。

影像组学就是高通量提取医学影像图像中定量、特征性的信息并分析建模[9]。从 2012 年首次提出到现在，影像组学逐渐成为科研工作者研究的热点。影像组学研究的方法及流程主要包括 4 个部分，分别为影像图像获取、图像分割、特征提取和筛选、分类并构建模型。运用影像组学数据所建立的预测性和描述性模型不仅提供了有价值的诊断、预后或预测信息，还实现了对病灶的分割、特征提取和筛选及预测模型的建立，凭借对大量影像数据信息的进一步挖掘、预测和分析来辅助临床医生做出最准确的诊断[10]。相较于传统影像学（DR、CT、MRI、PET 及超声）而言，影像组学是一种多学科交叉、各种影像技术相融合的技术。为了在建模分析时能获得较为精确的数据并方便用于后续研究，研究者被要求选取可重复性较高且稳定的特征信息[11]。

脊髓、椎体、椎间盘是脊柱的重要解剖结构，也是 SPD 的主要发病部位。脊柱解剖结构是众多研究者在 AI 领域研究的热点和重点，尤其是在深度学习方面，研究较为成熟。深度学习构建的系统能够在 X 线图像、CT 和 MRI 上自动快速分割椎体和椎间盘，并可用于临床上脊柱健康的评估和影像研究[12]。在脊柱外科领域，计算机视觉技术（computer vision technology）随着计算机辅助导航、机器人手术和手术室增强现实技术的应用而发展起来。它们需要通过 CT 或 MRI 对脊柱进行高保真的 3D 重建，这是通过卷积神经网络（convolutional neural network，CNN）自动分割和检测椎体来实现的[13]。既往提出了一种基于 CNN 和全卷积网络（full convolutional network，FCN）混合的全自动 CT 脊柱分割方法。该分割方法提高了椎体、椎间盘、脊髓及连接肋骨等解剖结构的分割精度，并取得了很好的分割效果，获得的敏感度、特异度及准确率分别为 97%、99% 及 99%[14]。影像组学与脊柱影像学的融合，不仅将提高临床医生的工作效率，还为患者的精准医疗、个体化治疗提供了强有力的参考及帮助。

随着影像技术的进步，对疾病发病机制的探索也在不断深入。先进的技术将被广泛应用于临床，通过这些研究获得的信息可以加快早期诊断技术的发展，有助于评估疾病的进展，有望为脊柱外科疾病的精准诊断和发病机制的探索提供重要的依据。

第二节　核医学成像的应用前景和展望

一、SPECT/CT 骨显像在脊柱疾病中的应用进展

随着碲锌镉半导体和稀土陶瓷晶体在 SPECT/CT 中的应用，并逐渐向数字化过渡，使得射线探测灵敏度大大提升。另外，刻骨技术的使用使骨显像从主观定性演变到了半定量，通过勾画感兴趣区获得骨显像浓聚灶的标准摄取值（standard uptake value，SUV）来判断病灶的良恶性及程度，尤其是对于恶性肿瘤椎体骨转移患者治疗疗效的评价具有极大价值。

SPECT 骨显像所获得的图像是前后叠加的平面影像，图像分辨率较差，而 SPECT/CT 实现了 CT 解剖结构和 SPECT 功能信息的合二为一，大大提高了脊柱良恶性疾病的诊断准确性和特异性。目前异机融合可以实现核 SPECT、CT 及 MRI 的三种图像融合，从而能发挥三种显像手段对脊柱疾病诊断的优势。

二、PET/CT 或 PET/MR 在脊柱疾病中的应用进展

18F 离子本身可作为 PET/CT 的骨显像剂，其显像清晰度要远高于 SPECT，但是高昂的价格成本限制了其应用。近 2 年来涌现出的成纤维细胞活化蛋白抑制剂（fibroblast activation protein inhibitor，FAPI）已经被多项研究证实其在多种良恶性疾病中的诊断优势要远远高于常规的 FDG-PET/CT。另外，正电子核素标记的蛋氨酸、胆碱、雌二醇受体等新型探针可以广泛地应用在脊柱疾病中的临床研究，尤其是 PET/MR 的投入使用，使得核医学在脊柱疾病中的应用更具优势。

第三节　超声成像的应用前景和展望

一、传统超声（ultrasound，US）

超声波穿透性较差，无法穿透骨皮质，不能对某个关节的整体解剖结构进行全面、完整的显示，因而在骨与关节整体状态的检查和评估上有所不足。随着超声诊断仪器和技术的迅速发展，超声在骨科疾病辅助诊断及治疗中的应用不断拓宽。

CT/MR- 超声融合成像技术以三维重建和磁定位技术为核心，实现了超声与 CT/MR 图像间的实时融合匹配，成功地将 CT/MR 良好的空间分辨力与超声良好的实时性、便利性结合起来，进行优势互补。目前该技术已被应用于脊柱源性疼痛及腰椎间盘突出症、腰椎管狭窄症等腰椎退变性疾病的治疗，显著增加了穿刺和螺钉置入的准确性[15-16]。同时，该技术也在脊柱源性疼痛穿刺注射及骨肿瘤的穿刺活检中得到应用，可减少放射剂量并提高穿刺的成功率[17-19]。

二、高强度聚焦超声（high intensity focused ultrasound，HIFU）

HIFU 的作用机制包括热效应、空化效应及机械效应，其热效应会在焦点区域形成瞬间高温，导致该处组织发生凝固性坏死[20]，在肿瘤的消融中发挥主要作用。其精度较高，且对周围的组织无明显影响，在治疗恶性骨肿瘤方面有独特的优势。HIFU 的空化效应及机械效应对焦点处的组织细胞也会产生一定的影响。有研究表明机械效应仅造成细胞水平的损伤，不会损害骨骼的机械功能，且具有诱导成骨的作用[21-22]。也有研究显示 HIFU 治疗可以激活免疫系统，增强机体的抗肿瘤能力[23]。目前，HIFU 治疗主要是超声引导下 HIFU（ultrasound-guided focused ultrasound，USgFUS）与 MRI 引导下 HIFU（magnetic resonance-guided focused ultrasound，MRgFUS）。HIFU 在恶性骨肿瘤的姑息治疗上取得了显著成效[24]，多项研究报道了恶性骨肿瘤患者经 HIFU 治疗后疼痛缓解率可达 100%，MRgFUS 也已获得美国食品药品管理局（FDA）的批准，用于缓解骨转移患者的疼痛[25-26]。

三、低强度脉冲超声（low-intensity pulsed ultrasound，LIPUS）

LIPUS 是一种能量强度介于 30 ~ 500 mW/cm² 的机械声波，主要通过热效应及机械效应来调节人体内的微环境，是一种有效、无创、安全的超声治疗方法。

临床研究与动物模型实验表明 LIPUS 在骨折愈合的 3 个时期内均可产生正向影响[27]，对骨折延迟愈合与骨不连具有治疗作用，并且有较高的安全性[28]。目前也有基础实验表明 LIPUS 可能通过调控巨噬细胞极化[29] 及激活 Sonic hedgehog 信号通路进一步增强成骨细胞的成骨能力[30]，从而促进脊柱的骨融合。

LIPUS 在软组织再生中同样可以发挥重要作用，在多种软组织疾病的病理生理过程中存在潜在的治疗作用，主要包括椎间盘退行性疾病、软骨组织损伤相关疾病、肌肉损伤及退变性疾病、局部血管损伤及修复等[31-33]。对于椎间盘退行性疾病，目前有研究表明 LIPUS 治疗可导致 Ⅱ 型胶原蛋白表达上调和 TNF-α 基因表达下调[34]，可通过激活 FAK/PI3K/Akt 通路促进退行性人髓核细胞的细胞外基质合成[35]。

参考文献

［1］ 李少林，王荣福. 核医学. 8 版. 北京：人民卫生出版社，2013：136.

［2］ Ashburner J, Friston K J. Voxel-based morphometry—the methods[J]. Neuroimage, 2000, 11(6 Pt 1): 805–821.

［3］ Shmuel A, Leopold D A. Neuronal correlates of spontaneous fluctuations in fMRI signals in monkey visual cortex: implications for functional connectivity at rest[J]. Hum Brain Mapp, 2008, 29(7): 751–761.

［4］ Freund P, Weiskopt N, Ward NS, et al. Disability, atrophy and cortical reorganization following spinal cord injury[J]. Brain, 2011, 134(6): 1610–1622.

［5］ Lundell H, Christensen M S, Barthelemy D, et al. Cerebral activation is correlated to regional atrophy of the spinal cord and functional motor disability in spinal cord injured individuals[J]. Neuroimage, 2011, 54(2): 1254–1261.

［6］ Kwon B K, Lin J, Messerer C, et al. Survival and regeneration of rubrospinal neurons 1 year after spinal cord injury[J]. Proc Natl Acad Sci U S A, 2002, 99(5): 3246–3251.

［7］ Henderson L A, Gustin SM, Macey PM, et al. Functional reorganization of the brain in humans following spinal cord injury: evidence for underlying changes in cortical anatomy[J]. J Neurosci, 2011, 31(7): 2630–2637.

［8］ Nishimura Y, Isa T. Cortical and subcortical compensatory mechanisms after spinal cord injury in monkeys[J]. Exp Neurol, 2012, 235(1): 152–161.

［9］ Kumar V, Gu Y, Basu S, et al. Radiomics: the process and the challenges. Magn Reson Imaging[J], 2012, 30(9): 1234–1248.

［10］ Mayerhoefer M E, Materka A, Langs G, et al. Introduction to radiomics[J]. J Nucl Med, 2020, 61(4): 488–495.

［11］ Yip S S, Aerts H J. Applications and limitations of radiomics. Phys Med Biol, 2016, 61(13): 150–166.

［12］ Suri A, Jones B C, Ng G, et al. A deep learning system for automated，multi-modality 2D segmentation of vertebral bodies and intervertebral discs[J]. Bone, 2021, 149: 115972.

［13］ Zawy A S, Stroop R, Fusek I, et al. Virtual reality-based evaluation of surgical planning and outcome of mon-osegmental, unilateral cervical foraminal stenosis[J]. World Neurosurg, 2019, 129: e857–e865.

［14］ Lee D, Mureja D, Vania D. Automatic spine segmentation from CT images using Convolutional Neural Network via redundant generation of class labels[J]. J Comput Des Eng, 2019, 6(2): 224–232.

［15］ Dajie W. Image guidance technologies for interventional pain procedures: ultrasound, fluoroscopy, and CT[J]. Curr Pain Headache Rep, 2018, 22(1): 6.

［16］ 付强，刘彦斌，李军，等. 超声容积导航技术引导椎间孔镜穿刺技术的应用 [J]. 中华骨科杂志，2016，36（1）：1–8.

［17］ Liu T J, Shen F, Zhang C, et al. Real-time ultrasound-MRI fusion image virtual navigation for locating intraspinal tumour in a pregnant woman[J]. Eur Spine J, 2018.

［18］ Klauser A S, De Zordo T, Feuchtner G M, et al. Fusion of real-time US with CT images to guide sacroiliac joint injection in vitro and in vivo[J]. Radiology, 2010, 256(2): 547–553.

［19］ Garnon J, Koch G, Tsoumakidou G, et al. Ultrasound-guided biopsies of bone lesions without cortical disruption using fusion imaging and needle tracking: proof of concept[J]. CardioVasc Inter Rad, 2017.

［20］ Wu F, Chen WZ, Bai J, et al. Pathological changes in human malignant carcinoma treated with high-intensity focused ultrasound[J]. Ultrasound Med Biol, 2001, 27(8): 1099–1106.

［21］ Bucknor M D, Rieke V, Seo Y, et al. Bone remodeling after MR imaging-guided high-intensity focused ultrasound ablation: evaluation with MR imaging, CT, Na(18)F-PET，and histopathologic examination in a swine model[J]. Radiology, 2015, 274(2): 387–394.

［22］ Yeo S Y, Moreno A J A, Rietbergen B V, et al. Effects of magnetic resonance-guided high-intensity focused ultrasound ablation on bone mechanical properties and modeling[J]. J Ther Ultrasound, 2015, 3: 13.

［23］ Wu F, Wang Z B, Lu P, et al. Activated anti-tumor immunity in cancer patients after high intensity focused ultrasound ablation[J]. Ultrasound Med Biol, 2004, 30(9): 1217–1222.

［24］ Cabras P, Auloge P, Bing F, et al. A new versatile MR-guided high-intensity focused ultrasound (HIFU) device for the treatment of musculoskeletal tumors[J]. Sci Rep, 2022, 12(1): 9095.

［25］ Bertrand A S, Iannessi A, Natale R, et al. Focused ultrasound for the treatment of bone metastases: effectiveness and feasibility[J]. J Ther Ultrasound, 2018, 6: 8.

［26］ Scipione R, Anzidei M, Bazzocchi A, et al. HIFU for bone metastases and other musculoskeletal applications[J]. Semin Intervent Rad, 2018(4): 35.

［27］ Azuma Y, Ito M, Harada Y, et al. Low-intensity pulsed ultrasound accelerates rat femoral fracture healing by acting on the various cellular reactions in the fracture callus[J]. J Bone Miner Res, 2001, 16(4): 671–680.

［28］ Jingushi S, Mizuno K, Matsushita T, et al. Low-intensity pulsed ultrasound treatment for postoperative delayed union or nonunion of long bone fractures[J]. J Orthop Sci, 2007, 12(1): 35–41.

［29］ Zhang Z C, Yang Y L, Li B, et al. Low-intensity pulsed ultrasound promotes spinal fusion by regulating macrophage polarization[J]. Biomed Pharmacother, 2019, 120: 109499.

［30］ Zhou X Y, Xu X M, Wu S Y, et al. Low-intensity pulsed ultrasound promotes spinal fusion and enhances migration and proliferation of MG63s through sonic hedgehog signaling pathway[J]. Bone, 2018, 110: 47.

［31］ Zuo D, Tan B, Jia G, et al. A treatment combined prussian blue nanoparticles with low-intensity pulsed ultrasound alleviates cartilage damage in knee osteoarthritis by initiating PI3K/Akt/mTOR pathway[J]. Am J Transl Res, 2021, 13(5): 3987–4006.

［32］ Fleckenstein J, Friton M, Himmelreich H, et al. Effect of a single administration of focused extracorporeal shock wave in the relief of delayed-onset muscle soreness: results of a partially blinded randomized controlled trial[J]. Arch Phys Med Rehab, 2017, 98(5): 923–930.

［33］ Kang P L, Huang H H, Chen T, et al. Angiogenesis-promoting effect of LIPUS on hADSCs and HUVECs cultured on collagen/hyaluronan scaffolds[J]. Materials Science & Engineering, C. Mat Sci Eng C-Mater, Biol Appl, 2019, 102: 22–33.

［34］ Horne D, Jones P, Salgaonkar V, et al. Low intensity pulsed ultrasound (LIPUS) for the treatment of intervertebral disc degeneration[J]. Proc Spie, 2017.

［35］ Zhang X, Hu Z, Hao J, et al. Low intensity pulsed ultrasound promotes the extracellular matrix synthesis of degenerative human nucleus Pulposus cells through FAK/PI3K/Akt Pathway[J]. Spine, 2016, 41(5): E248-E254.

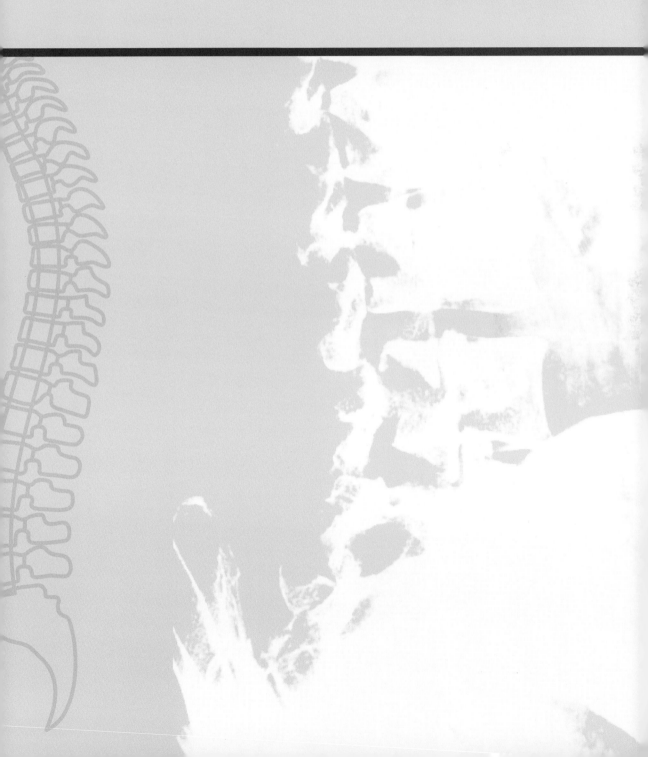

下　篇
常见脊柱外科疾病的影像学表现

第四章

脊柱骨折

脊柱骨折是骨科常见的创伤性疾病，占全身骨折的 5%～6%，多由交通事故或高空坠落导致，较易发生于力学上载荷较高或解剖上较为薄弱的部位。按损伤部位可分为椎体及附件骨折；按解剖部位可分为颈椎、胸椎、胸腰段、腰椎和骶尾椎骨折，其中以胸腰段骨折最为多见；按损伤机制可分为屈曲压缩性损伤、屈曲分离性损伤、垂直压缩性损伤、旋转及侧屈损伤、伸展损伤等。本章将着重描述脊柱骨折在 X 线、CT、MRI 上的影像学表现。

第一节　颈椎骨折

一、定义及基本概念

颈椎（cervical vertebra）骨折按部位可分为上颈椎骨折及下颈椎骨折。上颈椎骨折包括枕骨、寰椎和枢椎三个部位的骨折，下颈椎骨折包括第 3—7 颈椎的骨折。

二、颈椎的结构及应用解剖

颈椎因受力及负重较轻，故椎体较小，两侧横突有横突孔，是其特异性标志，内有椎动脉和椎静脉穿过（颈 1—6 椎体的横突孔）。第 1 颈椎又称寰椎，无椎体结构，由前、后弓及两旁的侧块相互连接构成，形成一环形骨块。第 2 颈椎又称枢椎，特异性的标志是其前方正中有一向上的齿状突，与齿状突相连的有齿状突尖韧带、十字韧带和两侧的翼状韧带。第 1 颈椎与第 2 颈椎共同形成寰枢椎复合体，使头部产生点头或摇头的动作。第 3—7 颈椎形态相对一致，椎体上侧缘突起，形成椎体钩，并与上位椎体的下面形成钩椎关节。第 7 椎体又称隆椎，棘突较长，临床常作为计数的标志。

三、分型

颈椎骨折根据发生部位的不同，可分为上颈椎骨折和下颈椎骨折。

（1）上颈椎骨折：包括枕骨髁骨折、寰椎骨折、齿状突骨折、枢椎创伤性滑脱。

（2）下颈椎骨折：包括椎体骨折、附件骨折。

四、临床表现

颈椎骨折最主要的症状为颈痛和颈部活动障碍。韧带损伤时表现为颈部活动受限或不稳定；如有血肿或骨片损伤血管、神经或前方气管，除了颈痛，还会伴有头痛、头晕、恶心、呕吐、呼吸困难等不适；如骨折块进入椎管，则可出现脊髓损伤的症状，如四肢瘫、截瘫、大小便失禁，严重者损伤延髓，可出现心搏骤停、呼吸停止致使患者死亡。

五、影像学表现及诊断

1. 枕骨髁骨折　枕骨髁骨折是上颈椎骨折的一种特殊类型，多以单侧损伤为主，也可两侧同时损伤。枕骨与寰椎侧块相互关节，通过两侧翼状韧带和齿状突尖韧带与枢椎相连。受到暴力作用时，枕骨髁易发生骨折，同时也可能损伤周围的韧带。

（1）X线：X线片对该类骨折的诊断意义较小，对韧带损伤的诊断也不足，仅能观察到软组织肿胀。

（2）CT：作为诊断的重要手段，可弥补X线检查的不足。通过矢状位及冠状位重建可清楚地观察到隐匿的骨折线。

P. A. Anderson 和 P. X. Montesano[1] 根据 CT 扫描及损伤机制将枕骨髁骨折分为 3 型。Ⅰ型：常由轴向的暴力撞击枕骨髁，造成压缩性骨折，呈粉碎性，通常周围覆膜及韧带完整，骨块无明显移位，单侧损伤较为稳定，双侧损伤不稳定。Ⅱ型：常由暴力打击头部所致，骨折为线性，粉碎性少见，骨折线经头部延伸至髁部，可视为颅底骨折的一部分，通常周围覆膜及韧带完整，为稳定性骨折。Ⅲ型：暴力导致头部旋转及侧屈，暴力通过翼状韧带传导至枕骨髁，引起撕脱性骨折。缺乏翼状韧带维持，易发生骨块移位，为不稳定性骨折。

（3）MRI：在诊断骨折的同时，可以观察翼状韧带的损伤，T1WI 表现为骨折周围低信号影，软组织肿胀；T2WI 表现为损伤部位的高信号，翼状韧带损伤时可见损伤部位的混杂信号或高信号。

2. 寰椎骨折　寰椎上接头颅、下连枢椎，并与枢椎齿状突相关节，负载较轻，无椎体，仅有前后弓及侧块。侧块外厚内薄，与前后弓连接较为薄弱。较大的轴向应力沿脊柱传导并在寰椎处水平扩散时，易出现寰椎前后弓的骨折。

（1）X线：需拍摄正、侧位及张口位片，可确定有无骨块移位及寰枢椎的稳定性。

通常情况下，寰椎侧块外缘在枢椎关节突向上的沿线上。若一侧寰椎侧块超出枢椎关节突，或两侧侧块超出关节突的距离之和大于 6.9 mm，表明存在横韧带损伤，寰椎不稳定（图 4-1A）。寰齿关节前间隙正常情况下成年人约为 3 mm，儿童约为 4 mm，若此间隙成年人大于 3 mm 或儿童大于 5 mm，也可表明寰椎韧带合并横韧带的损伤（图 4-1B）。两侧寰齿间距相等，通常小于 2 mm，若双侧不对称或大于 2 mm，提示骨折或寰枢椎脱位（图 4-1C）。对于难以诊断的复杂骨折，可行 CT 或 MRI 进一步检查。

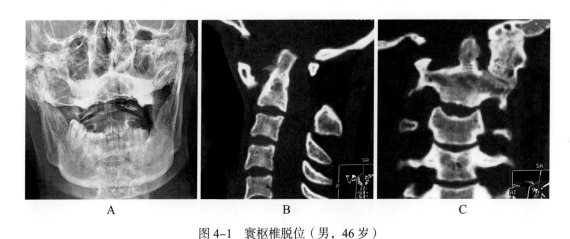

图 4-1　寰枢椎脱位（男，46 岁）

A. X 线张口位，左侧侧块向左移位，超过枢椎关节突；B. CT 矢状位，
寰齿前间隙增宽；C. CT 冠状位，两侧寰齿间距不等

（2）CT：对于 X 线片显示不清的骨折，CT 多可明确诊断。根据 CT 的横断面表现可分为单纯前弓骨折（图 4-2）、单纯后弓骨折（图 4-3）和侧块骨折（图 4-4）。粉碎性骨折较为常见，常伴横韧带的损伤。寰椎前后弓四处发生的骨折称为 Jefferson 骨折[2]（图 4-5）。通过 X 线片往往难以诊断，CT 横断位可见前后弓及侧块清晰透亮的骨折线。矢状位和冠状位重建也便于发现骨折，同时可以测量寰齿关节间隙及寰齿间距。若发现间隙增大，则考虑有韧带损伤或其他部位的骨折。

（3）MRI：椎体前间隙可见血肿，若合并损伤，可见韧带断裂，表现为 T1WI 的低信号，T2WI 的混杂或高信号。若有脊髓受压，则可在矢状位及横断面上见到骨块或血肿凸向椎管内，脊髓受压变形（图 4-6）。

3. 齿状突骨折　齿状突的解剖具有特殊性，症状多不明显而易漏诊，且不易愈合。目前多采用 Anderson-D'Alonzo[3] 分型将齿状突骨折分为 3 型：①Ⅰ型为齿状突尖端撕脱性骨折；②Ⅱ型为齿状突基底部骨折；③Ⅲ型为枢椎体部骨折。

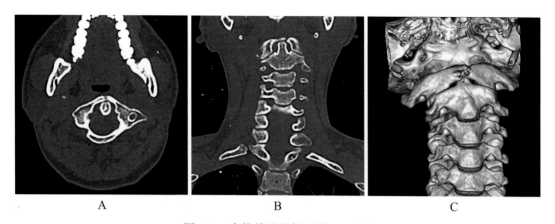

图 4-2　寰椎前弓骨折（男，52 岁）

A．CT 横断面；B．CT 冠状位；C．CT 三维重建。寰椎前弓骨皮质中断

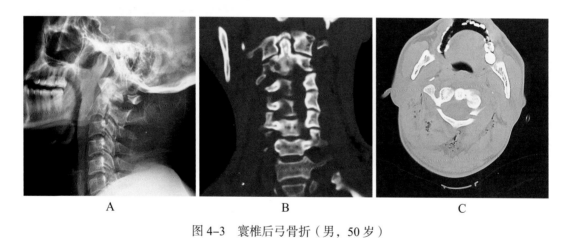

图 4-3　寰椎后弓骨折（男，50 岁）

A．X 线侧位；B．CT 冠状位；C．CT 横断面。寰椎后弓骨皮质中断并向后移位

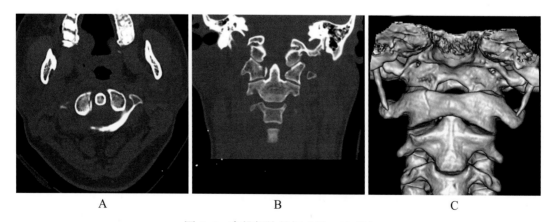

图 4-4　寰椎侧块骨折（男，49 岁）

A．CT 横断面；B．CT 冠状位；C．CT 三维重建。寰椎右侧侧块内侧撕脱性骨折

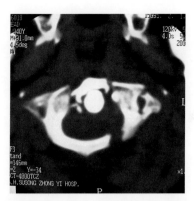

图 4-5　CT 平扫，寰椎前弓两侧，后弓左侧及左侧侧块骨折（女，40 岁）

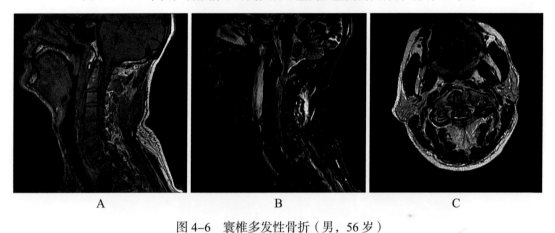

A　　　　　　　　　　B　　　　　　　　　　C

图 4-6　寰椎多发性骨折（男，56 岁）

A. MRI T1WI；B. MRI 抑脂像；C. MRI T2WI 横断面。抑脂像较
T2WI 能更清楚地显示椎前血肿及后方韧带复合体的损伤情况

Anderson-D'Alonzo 分型在临床应用中也存在以下不足之处：①不易区分Ⅰ型和Ⅱ型；②Ⅱ型骨折缺乏细化，如骨折线倾斜度和方向、骨折移位情况和骨折端粉碎程度均会影响治疗或手术方式的选择。因此，2005 年 J. N. Grauer 提出了改良的 Anderson 分型，将齿状突Ⅱ型骨折又细分为：①ⅡA 型，断端无移位或轻度移位，无粉碎性骨折块；②ⅡB 型，断端有移位，骨折线方向从前上至后下或横向；③ⅡC 型，骨折线方向从前下至后上或粉碎性骨折。

（1）X 线：需拍摄正、侧位及张口位片，对有明显移位的骨折易诊断，在张口位片可见骨折线或断端的移位（图 4-7）。难以诊断或无移位的骨折，需做 CT 进一步检查。

（2）CT：冠状位及矢状位重建可清楚地显示骨折部位，同时有助于临床分型。Ⅰ型：矢状位可见齿状突骨皮质的不连续。若为翼状韧带牵拉导致的撕脱性骨折，横断位也可见骨折征象（图 4-8）。Ⅱ型：冠状位及矢状位可见齿状突较枢椎移位（图 4-9、图 4-10、图 4-11）。Ⅲ型：骨折线沿体部向另一侧贯穿或斜行向下累及整个枢椎（图 4-12）。

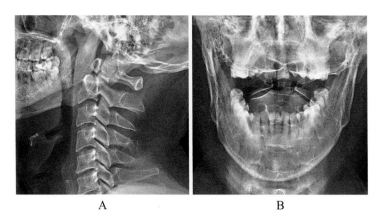

图 4-7　齿状突骨折（女，63 岁）

A. 颈椎 X 线侧位片；B. X 线张口位片。齿状突基底部骨皮质中断，断端移位

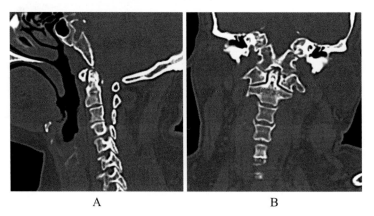

图 4-8　齿状突骨折Ⅰ型（男，45 岁）

A. CT 矢状位；B. CT 冠状位。齿状突尖部撕脱游离骨块

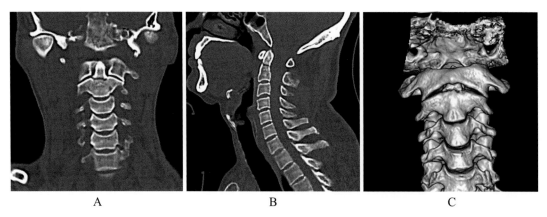

图 4-9　齿状突骨折ⅡA型（女，62 岁）

A. CT 冠状位；B. CT 矢状位；C. CT 三维重建。齿状突基底部骨折，但无明显移位

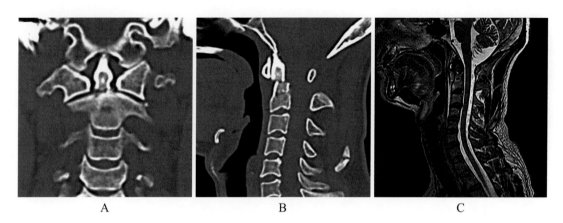

图 4-10　齿状突骨折 Ⅱ B 型（女，56 岁）

A. CT 冠状位；B. CT 矢状位；C. MRI T2WI。齿状突基底部横形骨折伴移位

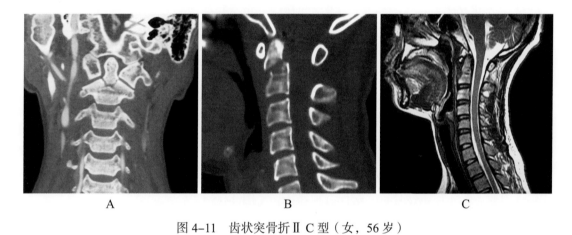

图 4-11　齿状突骨折 Ⅱ C 型（女，56 岁）

A. CT 冠状位；B. CT 矢状位；C. MRI T2WI。齿状突基底部斜行骨折，骨折线自前下至后上，断端移位

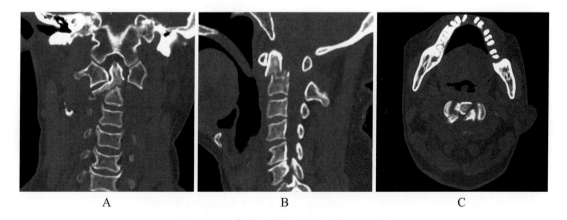

图 4-12　齿状突骨折 Ⅲ 型（男，60 岁）

A. CT 冠状位；B. CT 矢状位；C. CT 横断面。齿状突骨折线贯穿枢椎椎体

（3）MRI：T1WI 上骨折处可见低信号，周围软组织可有肿胀，呈现为低信号。T2WI 上骨折处可见明显高信号，韧带损伤时可表现为混杂信号或高信号，同时可发现脊髓有无损伤或压迫。

4. 枢椎创伤性滑脱　过去此类骨折多见于受绞刑的囚犯，故又称缢死性骨折，即 hangman 骨折，现多见于交通事故。Matsumoto 将骨折线斜行通过枢椎椎体后部的骨折称为不典型 hangman 骨折。

（1）X 线：可见双侧枢椎椎体峡部骨折，伴有椎体滑脱时可见枢椎椎体后缘较下位椎体移位或成角。

（2）CT：可清楚地显示双侧枢椎椎体峡部骨折线及椎体移位，在部分患者可见骨折线贯穿横突孔。

目前常采用 Levine-Edwards[4] 分类，即基于 Effendi 分类 [5] 的改良分型。Ⅰ 型：包括没有移位或没有成角且移位<3 mm 的所有类型，CT 重建可见枢椎峡部骨皮质不连续，无明显移位或仅有轻度移位，移位通常小于 3 mm，未见明显成角，属于稳定性骨折（图 4-13）。Ⅱ 型：CT 可见骨折线常垂直于椎体，骨块移位通常大于 3 mm，可见后半部分游离骨块与椎体轻微成角畸形。Ⅱ A 型表现为轻度的移位和明显的成角，后纵韧带或椎间盘可有损伤，CT 可见骨折线与纵轴角度较大，椎间隙明显增宽（图 4-14）。Ⅲ 型：除了严重的移位和成角外，CT 还可见单侧或双侧的小关节突脱位，可有韧带的损伤及椎体轻度滑脱，为不稳定性骨折，常伴有神经损伤（图 4-15）。

（3）MRI：可观察有无韧带及脊髓损伤，并做全面的综合评估。骨折处可见 T1WI 的低信号，T2WI 及抑脂序列的高信号。韧带可表现为 T2WI 的混杂信号及抑脂序列的高信号。

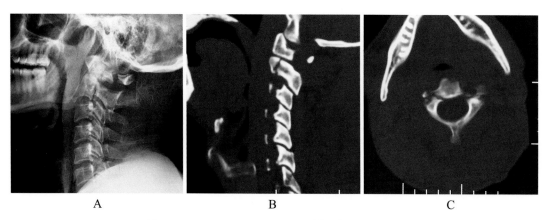

A　　　　　　　　　B　　　　　　　　　C

图 4-13　Levine-Edwards Ⅰ 型骨折（男，54 岁）

A. 颈椎 X 线侧位片；B. CT 矢状位；C. CT 横断面。枢椎峡部骨皮质中断，无明显移位

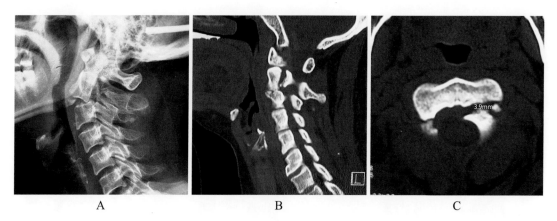

图 4-14　Levine-Edwards Ⅱ型骨折（男，57 岁）

A. 颈椎 X 线侧位片；B. CT 矢状位；C. CT 横断面。枢椎椎弓根
断裂，伴有明显成角畸形，移位大于 3 mm，关节突无脱位

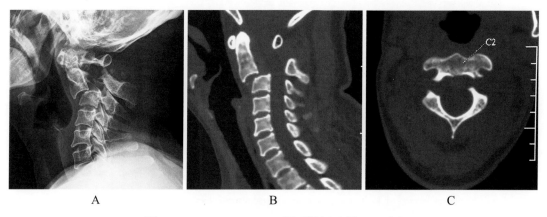

图 4-15　Levine-Edwards Ⅲ型骨折（男，47 岁）

A. 颈椎 X 线侧位片；B. CT 矢状位片；C. CT 横断面。枢椎椎体
向前脱位，伴有成角畸形，关节突脱位

5. 下颈椎骨折　暴力沿脊柱传递至下颈椎时，上位椎体与下位椎体的终板相互挤
压，致使椎体压缩产生骨折，好发于 C4—C6 椎体。

（1）X 线：颈椎正、侧位片可见椎体楔形变及椎体中间的骨折线，也可见椎体的移
位，但无法了解椎间盘、脊髓及韧带的损伤情况（图 4-16）。

（2）CT：主要以矢状位片观察为主，可根据骨折的形态分为 5 型。Ⅰ型：椎体上终
板前部受压，椎体可无明显压缩，也可无明显骨折线；Ⅱ型：椎体前部压缩更明显，并可
见椎间盘向前突出；Ⅲ型：椎体中部出现横行骨折线，如骨质压缩，可见椎体中高密度
影；Ⅳ型：椎体呈粉碎性骨折，可见多条骨折线，较上位椎体轻度移位，移位小于 3 mm，

椎间隙增宽，骨块可凸向椎管内，椎板间隙可轻度增宽，可伴有后纵韧带、棘间韧带损伤（图 4-17）；V 型：椎体骨折更为严重，向椎管内或前方移位，移位超过 5 mm，椎间隙增宽，椎板间隙显著增宽，棘间韧带完全断裂（图 4-18）。

（3）MRI：除可显示上述 CT 的表现外，还可显示脊髓水肿、出血和压迫，表现为T1WI 上的低信号，T2WI 及抑脂序列上的高信号。

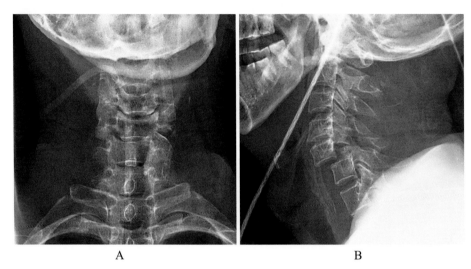

图 4-16　C5—6 骨折脱位（男，53 岁）

A．颈椎 X 线正位片；B．颈椎 X 线侧位片。C5 椎弓根断裂，C5—6 脱位

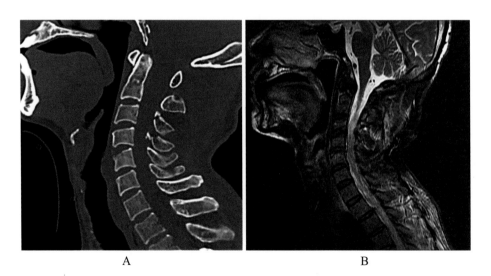

图 4-17　下颈椎（C5）骨折 IV 型（女，56 岁）

A．CT 矢状位；B．MRI T2WI 抑脂像。C5 椎体前上方见骨折线，后方棘突多发性骨折

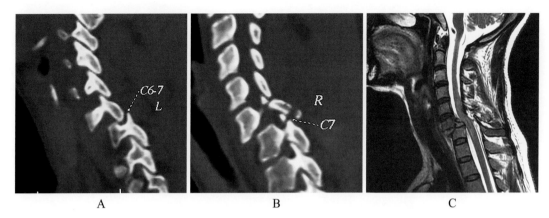

图 4-18　下颈椎（C6）骨折Ⅴ型（女，55 岁）
A、B. CT 矢状位；C. MRI T2WI。左侧 C6—7 关节突交锁，右侧
C7 关节突骨折，C6—7 脱位伴颈脊髓受压

六、鉴别诊断

1. 寰椎前、后弓发育不良　寰椎的前、后弓在 3～5 岁时逐渐完全融合。某些发育不良的患儿由于缺乏软骨板而影响寰椎骨化中心，导致前、后弓未能完全融合。其中以后弓多见，前弓少见。患者通常无明显的临床症状，病程中无外伤史，在 CT 重建及 MRI 冠状位可见寰椎前、后弓骨质不连续及缺损，断端光滑，无游离骨块。

2. 齿状突畸形　可分为齿状突发育不良、齿状突分离和齿状突缺如三种。其中齿状突分离即形成游离齿状突，应与Ⅰ型齿状突骨折相鉴别。齿状突畸形的患者通常无外伤史，在 CT 重建及 MRI 上没有骨折线，齿状突无缺损，游离小骨无法与齿状突相互拼接。

第二节　胸、腰椎骨折

一、定义及基本概念

胸椎（thoracic vertebrae）和腰椎（lumbar vertebrae）骨折是指由于外力造成胸、腰椎骨质连续性的破坏。胸椎与腰椎的移行部称为胸腰段，由于活动度大，故成为脊柱中最易骨折的部位。

二、胸、腰椎的结构及应用解剖

胸椎和腰椎分别有 12 节和 5 节，形成胸椎后曲和腰椎前曲。两曲的移行部称为胸腰段，载荷较大，好发骨折。胸椎最为显著的特征是有肋骨相连，因此胸椎相对稳定，活动受到限制。腰椎椎体粗大，椎管呈圆形，棘突较大，水平向后延伸。上下椎板之间有椎间隙韧带相连，椎板后侧有棘间韧带和棘上韧带相连，与黄韧带、小关节囊共同称为脊柱后方韧带复合体（posterior ligamentous complex，PLC）。

三、分型

F. Denis 于 1983 年在 F. Holdsworth 二柱理论[6] 的基础上创立了三柱理论学说，强调韧带对脊柱稳定的作用。1984 年 R. L. Ferguson 等[7] 完善了 F. Denis[8] 的三柱理论，认为椎体和椎间盘的前 2/3 属于前柱，后 1/3 属于中柱，成为目前比较公认的三柱分类概念。凡中柱损伤者，属于不稳定性骨折。

F. Denis 的三柱分型，根据脊柱骨折的形态，将胸、腰椎骨折分为四大类：压缩性骨折、爆裂性骨折、屈曲 – 牵张性骨折及骨折 – 脱位性骨折。

美国脊柱损伤研究小组提出了一套针对胸、腰段脊柱脊髓损伤的评分系统（Thoracolumbar Injury Classification and Severity Score，TLICS）[9-10]。

四、临床表现

脊柱是人体承重的主要骨性结构，患者受伤后常不能起身或站立。骨折后损伤部位出现疼痛，在体表可扪及畸形或突出的骨块。胸椎骨折时骨折片易进入椎管而压迫脊髓，可出现下肢麻木无力，严重者出现损伤平面以下的截瘫。腰椎脊髓损伤可表现为脊髓圆锥损伤和马尾综合征等。

五、影像学表现及诊断

1. 压缩性骨折　压缩性骨折为临床上最常见的类型，常由轴向载荷沿椎体前缘传递，在应力最大或解剖上最薄弱的部位发生骨折，常见于胸椎，多发生于椎体上缘。损伤特点是前柱为主要受力点，而骨折不累及中柱和后柱，椎体后缘高度不变，后纵韧带及椎管多保持完整。此型骨折为稳定性骨折，神经损伤少见。

（1）X 线：侧位片可见椎体呈楔形变，前缘压缩，压缩程度<50%，可见骨皮质不连续，有时骨块可分裂为多个游离骨块，呈粉碎性骨折，但并非为爆裂性。若骨折移位不明

显或骨折程度较轻，仅可在 X 线片上发现椎体前缘呈阶梯样改变，骨折线处密度增高。对于观察不清的骨折，可行 CT 或 MRI 进一步检查。

（2）CT：矢状位及冠状位重建能够更好地发现骨折。CT 可见椎体前缘骨皮质的不连续以及骨折处骨小梁的断裂。根据部位不同，又可将压缩性骨折分为四个亚型：A 型，可见骨折线纵行贯穿整个椎体（图 4-19）；B 型，可见上终板骨质不连续或有透亮的骨折线，下终板完整，此类型多见（图 4-20）；C 型，可见下终板骨质的破坏，上终板完整（图 4-21）；D 型，可见椎体前壁的破坏及压缩，骨折线仅存在于椎体前方（图 4-22）。

（3）MRI：对骨折诊断非常敏感，可发现早期的细微骨折，也可鉴别陈旧性骨折与新发骨折。骨折椎体在 T1WI 上为低信号，而在 T2WI 上为高信号或混杂信号，抑脂序列为高信号。若合并后方韧带损伤，可见混杂信号或高信号。

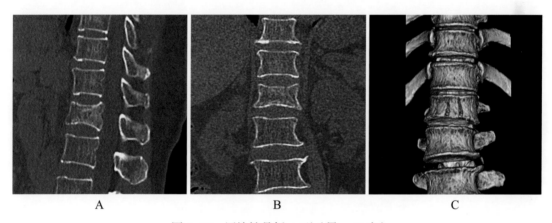

图 4-19　压缩性骨折 A 型（男，43 岁）

A. CT 矢状位；B. CT 冠状位；C. CT 三维重建。骨折线贯穿椎体，累及上下终板

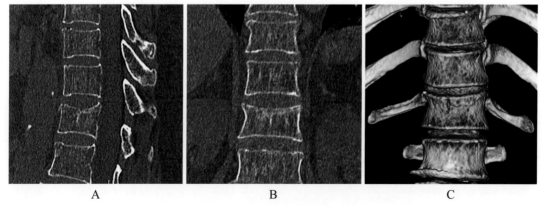

图 4-20　压缩性骨折 B 型（女，56 岁）

A. CT 矢状位；B. CT 冠状位；C. CT 三维重建。椎体上终板塌陷

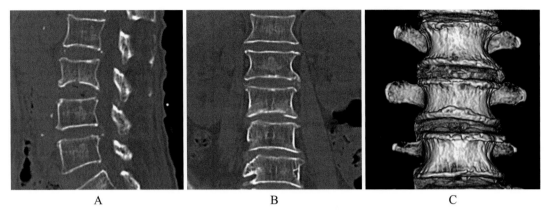

图 4-21　压缩性骨折 C 型（男，54 岁）

A. CT 矢状位；B. CT 冠状位；C. CT 三维重建。下终板塌陷，上终板完整

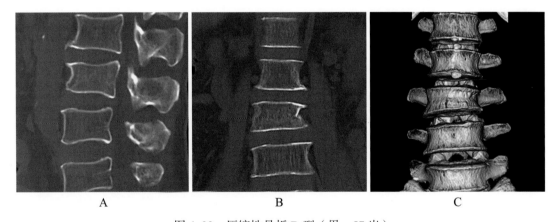

图 4-22　压缩性骨折 D 型（男，57 岁）

A. CT 矢状位；B. CT 冠状位；C. CT 三维重建。椎体上、下终板完整，椎体前壁凹陷

2. 爆裂性骨折　爆裂性骨折可视为更为严重的压缩性骨折，载荷暴力更大，多发生于胸腰段。损伤特点为前、中柱同时受累，累及椎体后壁是与压缩性骨折的主要鉴别点。部分患者后壁骨块进入椎管压迫脊髓，引起神经损害的症状。

（1）X 线：侧位片可见严重的楔形变，可有"双凹征"或"鱼尾征"。骨折形态多变，可为线性骨折或粉碎性骨折，椎体后缘可见骨皮质不连续，严重者可凸入椎管压迫脊髓。若合并椎弓根骨折，在正位片上可见椎体椎弓根间距增宽。

（2）CT：对于评价骨折类型及移位有很大价值。矢状位见骨折累及中柱，椎体后缘骨皮质不连续，呈阶梯样改变或骨块向后进入椎管。F. Denis 将爆裂性骨折分为 5 型。A 型：可见贯穿椎体的骨折线，或椎体粉碎性骨折（图 4-23）；B 型：仅有上终板的骨质破坏，下终板正常（图 4-24）；C 型：仅有下终板的骨质破坏，上终板正常；D 型：冠状位可见在 A 型的基础上出现椎体的旋转或侧方移位，两侧椎弓根间距增宽，椎体后壁可凸入椎管；E 型：轴向应力伴有侧向屈曲，冠状位可见上下椎体间隙成角，椎体两侧不对称压缩（图 4-25）。

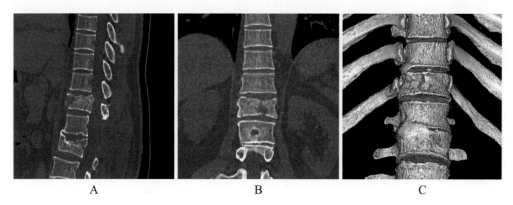

图 4-23 爆裂性骨折 A 型（女，49 岁）

A. CT 矢状位；B. CT 冠状位；C. CT 三维重建。椎体爆裂性骨折，累及中柱，骨折线贯穿椎体

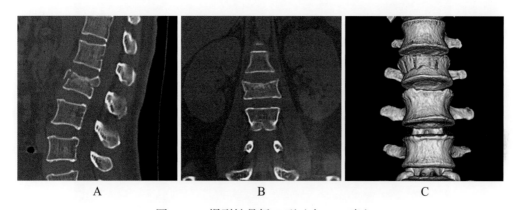

图 4-24 爆裂性骨折 B 型（女，52 岁）

A. CT 矢状位；B. CT 冠状位；C. CT 三维重建。椎体爆裂性骨折，累及中柱，上终板塌陷

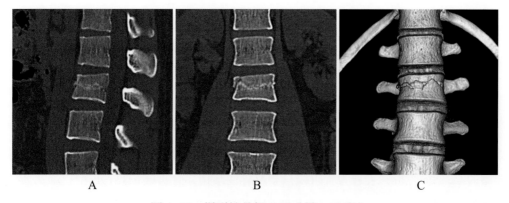

图 4-25 爆裂性骨折 E 型（男，56 岁）

A. CT 矢状位；B. CT 冠状位；C. CT 三维重建。椎体两侧塌陷程度不一致，椎体向一侧倾斜

（3）MRI：可清晰地显示椎管内占位及脊髓损伤情况，对于早期骨折的诊断有较大价值。

3. 屈曲－牵张性骨折　屈曲－牵张性骨折是一种较少见的脊柱损伤，多见于高速公路急刹车时，佩戴安全带的驾驶员上身突然前屈，导致脊柱前方压缩而后方牵张受损，故又称安全带型骨折。损伤特点为三柱受累，前柱作为支点出现压缩损伤，中后柱出现牵张损伤，常伴有椎弓根骨折及韧带撕裂。

（1）X线：侧位片见椎体前柱压缩性骨折，可见前缘骨皮质不连续或出现阶梯状改变。中柱可见椎弓根断裂，甚至累及椎体后缘及关节突关节。正位片可见椎体高度增加，双侧椎弓根骨折，可见"空椎体征"（图4-26）。

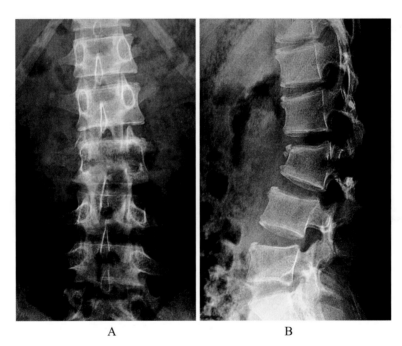

A　　　　　　　　　　　B

图4-26　Chance骨折（男，62岁）

A、B. 腰椎X线正（A）、侧（B）位片。骨折线沿棘突—椎弓根横行
贯穿椎体，正位片上椎体高度增加，可见"空椎体征"

（2）CT：可清晰地显示骨折形态。矢状位可见骨折线自前向后贯穿椎弓根及椎体后部。部分患者可见椎间隙增宽，则考虑韧带损伤。根据骨折的部位分为4个亚型。A型：即典型的Chance骨折，表现为骨折线只累及骨性结构，骨折移位小；B型：累及韧带及椎间盘，无骨性结构损伤，关节突关节脱位，椎间隙增宽，无明显的骨折线；C型：两个节段损伤，骨折自后柱向前延伸至下位椎体中柱的骨性结构，可见椎弓根断裂，下位椎体椎间隙增宽；D 型：两个节段损伤，骨折线通过峡部累及下位椎体椎间盘，可见峡部断裂，关节突关节脱位，下位椎体椎间隙增大。

（3）MRI：可清晰地显示椎间盘、脊髓及韧带损伤的情况。

4. 骨折 - 脱位性骨折　由多种暴力所致，在压缩、旋转、剪切、牵张等暴力共同作用下导致三柱骨折。损伤特点为伤椎存在脱位，为不稳定性骨折，常合并严重的神经功能损害（图 4-27）。

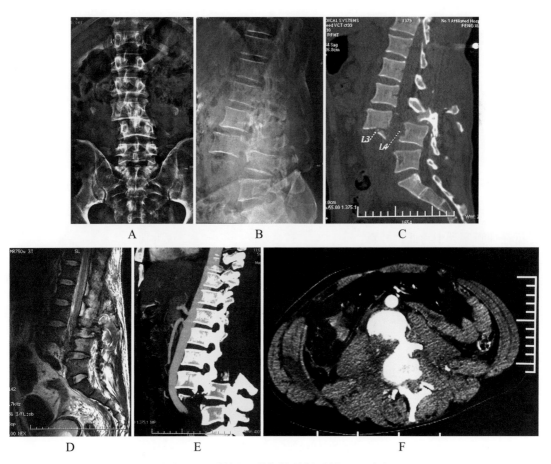

图 4-27　骨折 - 脱位性骨折（男，47 岁）

A. 腰椎 X 线正位片；B. 腰椎 X 线侧位片；C. CT 矢状位；D. MRI T2WI；E. CTA 矢状位；F. CTA 横断面。腰椎骨折脱位，椎体前后移位，脊髓及后方韧带复合体断裂，CTA 见腹主动脉前移，未见知名动脉破裂

（1）X 线：X 线片的典型征象为伤椎存在脱位，也可见关节突关节脱位。

（2）CT：通过三维重建的矢状位及冠状位可以清楚地显示椎体的骨折脱位情况，有助于手术方案的制订。

（3）MRI：可显示脊髓及神经根的损伤情况。

（4）放射性核素显像：椎体骨折往往是受到垂直暴力挤压引起的爆裂性骨折，或者是骨质疏松因跌倒引起的压缩性骨折。SPECT/CT 骨显像可以同时获得全身骨骼骨盐代谢情况，还可以进行 CT 三维重建获得解剖结构信息，灵敏度较高，尤其是对于急性期的椎体骨折。因骨折早期即可以出现血流和成骨细胞活性增加，故在损伤出现 72 小时内就可出现放射性分布的异常浓聚。对于陈旧性的压缩性骨折，SPECT/CT 骨显像主要表现为扁平椎 [11-12]。

六、鉴别诊断

1. 骨质疏松性骨折　多见于老年女性，由于脊柱骨质疏松，在轻微的应力作用下即可发生椎体的压缩性骨折，也可在长期的体重作用下，椎体逐渐压缩引起，属于病理性骨折。在 X 线和 CT 上都表现为椎体的楔形变，同时可见椎体的骨质密度降低。患者常无明显外伤史，骨密度检查通常低于正常人。

2. 脊柱陈旧性骨折　陈旧性骨折同新发骨折在 X 线或 CT 上往往有类似的表现，有时难以鉴别，可通过 MRI 明确诊断。新发骨折在 MRI 的抑脂序列中为高信号影，陈旧性骨折在抑脂序列中为低信号影。

3. 脊柱肿瘤　脊柱肿瘤侵犯椎体后，可引起病理性骨折。X 线和 CT 可见单发或多发的溶骨性破坏。MRI 平扫结合增强可早期发现病变。除骨折外，还可清楚地显示椎体周围的软组织肿块，以及肿瘤对周围组织的侵犯程度。脊柱肿瘤的特点为病变不累及椎间盘。

4. 脊柱结核　脊柱是骨结核的好发部位，多由肺结核通过血液播散转移至脊柱。在影像学上表现为椎体的破坏、塌陷及变扁，常累及椎间盘，导致椎间隙变窄，有时可见椎旁和腰大肌内的脓肿。X 线及 CT 可以观察到虫蚀样的骨质破坏及死骨。由于脊柱结核存在骨质破坏，骨皮质无法拼出完整的骨质，而骨折的骨皮质只是连续性的中断，往往能够拼成完整的椎体，此为两者的鉴别点。MRI 可早期发现病变的椎体，也可以清楚地显示出脓肿的范围和脊髓受压的情况。

5. 蝴蝶椎　蝴蝶椎是由于椎体的两个骨化中心联合异常，椎体形成左右对称的两个三角形骨块，在 X 线片上见椎体如同蝴蝶的翅膀。患者无外伤史，蝴蝶椎的裂隙整齐，骨块左右对称，在 MRI 的 T2WI 及抑脂序列上都表现为正常信号。

第三节　骶尾椎骨折

一、定义及基本概念

骶尾椎骨折是指骶骨和尾骨发生的骨折。骶尾椎骨折常由直接暴力所致，例如摔倒时臀部着地或交通事故中的撞击等，少部分由于反复应力、骨质疏松或其他病理因素所致。临床上骶骨单独骨折较少见，多与骨盆骨折同时发生。

二、骶尾椎的结构及应用解剖

骶尾椎位于脊柱的底端，由骶骨和尾骨形成。骶骨在出生时为 5 块，S1、S2 在形态上与腰椎相似，下面 3 块体积较小。5 块骶骨在 15 ~ 30 岁时融合成一个大的三角形骨块，正中线的两侧有骶前孔，每侧各为 4 个，骶管内的神经根由此孔发出。它位于骨盆的中间，上接腰椎，下连尾骨。尾骨通常由 3 ~ 4 节尾椎在 30 ~ 40 岁时融合而成，在人类已明显退化。骶尾骨前方邻近乙状结肠和直肠。脊髓在骶骨段发出骶神经，主要调节下肢功能、肠道、膀胱和性功能。

部分人骶尾骨可能有先天性变异。骶骨常见的变异包括腰骶移行椎（lumbosacral transitional vertebra，LSTV）和骶骨发育不良。LSTV 较为常见，在普通人群中发生率约为 25%，包括腰椎骶化（sacralized lumbar vertebra）和骶椎腰化（lumbarized sacrum vertebra）。腰椎骶化表现为 L5 与骶骨同化，形成一个扩大的骶椎，这种情况下腰骶椎有以下特点：①有 4 个腰椎类型的椎体；②最下方腰椎（移行椎体）的楔形变（wedging）；③移行椎体横突较宽，可与单侧或双侧的骶骨翼形成假关节或骨性融合；④ L5—S1 节段关节突关节或椎间盘发育不良或不存在。骶椎腰化较为罕见，表现为 S1 与腰椎的同化。这种类型的腰骶椎有以下特点：① 6 个腰椎特点的椎体；②最高骶椎的方形化（squaring）；③ S1—S2 节段具有关节突关节和椎间盘（可能发育不完全）。腰骶移行椎对于术前评估指导意义重大，术者应注意避免弄错手术节段。骶骨发育不良属于先天性脊柱发育异常，将在后面章节介绍。尾骨变异主要由发育异常导致，最常见的是尾骨前角不同，使得尾骨向前弯曲，形如"鱼钩"。

三、分型

1945 年 J. G. Bonnin 首先对骶骨骨折进行了分类[13]。他按照骶骨受伤机制将骶骨骨折分为直接暴力损伤和间接暴力损伤。1988 年，F. Denis 等[14]以解剖为基础，将骶骨分为

3 区，并将损伤部位和神经损伤的概率联系起来（图4-28）。1985 年，R. Roy-Camile 等[15]将 13 例骶骨骨折患者分为6 类。1990 年，B. Isler[16]根据腰骶关节（lumbo-sacral joint,LSJ）稳定性对单侧垂直骶骨骨折进行了分类。

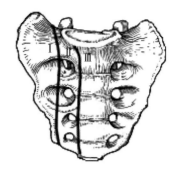

图 4-28　F. Denis 骶骨分区

四、临床表现

骶骨骨折本身可引起疼痛。若损伤周围重要组织和脏器，可出现相应的并发症。如骨折邻近直肠，可造成直肠损伤或感染；若损伤骶丛，可导致下肢肌力感觉、大小便功能障碍等。

五、影像学表现

1. 骶骨骨折　多可由 X 线片诊断，必要时可行 CT 及三维重建。MRI 可观察有无周围软组织脏器损伤并进行鉴别诊断（图 4-29）。骨折在影像上的形态学表现可分为四种："H"形断裂、"U"形断裂、"Λ"（λ）形断裂及"T"形断裂[17]。

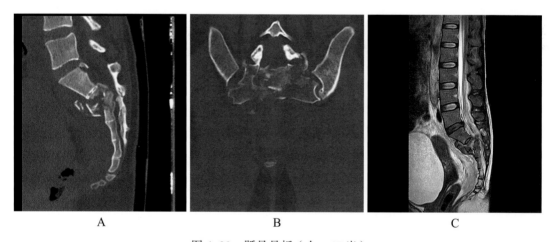

A　　　　　　　　　　B　　　　　　　　　　C

图 4-29　骶骨骨折（女，47 岁）

A．CT 矢状位；B．CT 冠状位；C．MRI T2WI。S2 骨折伴脱位，椎体向后移位

根据 F. Denis 分类，将骶椎分为 3 区，每个区的损伤对应相应类型的骨折。

Ⅰ区：神经孔外侧；

Ⅱ区：骨折位于神经孔与椎管之间，包括神经孔；

Ⅲ区：神经孔内侧，包括椎管。此区骨折又可细分为 4 型：①骨折部位仅仅出现后凸弯曲（无移位）；②骨折部位出现后凸弯曲，并伴有骶骨远端的前移；③骨折部位出现后凸弯曲，并完全偏离骶骨骨折片段；④S2节段粉碎性骨折。

2. 尾骨骨折　在尾骨 X 线侧位片上见尾骨有透亮线或部分尾骨前后移位。CT 可辅助进行诊断。MRI 可观察周围软组织情况及鉴别新鲜、陈旧性骨折（图 4-30）。

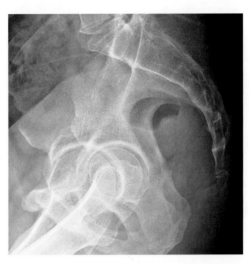

图 4-30　骶尾骨 X 线侧位片，尾骨断裂，
呈"鱼钩样改变"（男，46 岁）

六、鉴别诊断

骨盆环骨折：骶尾椎骨折常常伴有骨盆环骨折。骨盆环骨折涉及骶骨以及其他组成骨盆环的骨骼结构的断裂。它通常是由于巨大的暴力作用，如车祸或高处坠落伤引起的。X线片一般可明确诊断，CT 可发现较隐匿部位的骨折。

第五章

脊柱退变性疾病

第一节 颈 椎 病

一、定义及基本概念

颈椎病（cervical spondylosis）是指颈椎椎间盘组织退行性改变及其继发病理改变累及周围组织结构如神经根、脊髓、椎动脉、交感神经等，出现相应的临床表现。仅有颈椎的退行性改变而无临床表现者则称为颈椎退行性改变。颈椎病是临床上导致颈肩痛、上肢麻木最常见的原因之一。近年来，随着智能手机的普及和人们生活习惯的改变，低头族日益增多，颈椎病的发病率逐年上升并呈现出低龄化的趋势。

二、发病原因

1. 机械性压迫

（1）静态性压迫因素：人体自 30 岁以后开始出现颈椎间盘的退行性改变。随着纤维环中弹性纤维含量逐渐减少、胶原纤维含量逐渐增多以及髓核含水量逐渐降低，纤维环耐受牵拉及压缩等外在负荷的能力减退，最终导致纤维环破裂、椎间盘膨出或突出、椎间隙狭窄。同时，因为椎间隙高度降低，导致椎间关节囊和韧带松弛、椎体间的活动度增加，在椎体上、下缘韧带附着部位出现牵拉性骨赘。椎间盘的膨出或突出、椎体后缘的骨赘可侵入椎管，导致脊髓或神经根受压。

（2）动态性压迫因素：颈椎屈曲时，脊髓被拉长，脊髓的横截面变小，脊髓变细；颈椎后伸时，脊髓的横截面增加，脊髓变粗、变短。当颈椎做屈伸活动时，前方的椎间盘、椎体后缘的骨赘以及后方肥厚皱褶的黄韧带就可能对脊髓造成压迫。

2. 颈椎结构不稳定　颈椎结构不稳定是颈椎病发病的因素之一。当颈椎屈伸活动异常时，脊髓在椎体后缘的骨赘上反复摩擦，可引起脊髓微小创伤而导致脊髓病理损害。另外，不稳定造成椎间关节活动增加，可刺激小关节、纤维环及其周围韧带内的交感神经末梢，通过窦椎神经的反射引起脊髓及神经根周围营养血管的痉挛，导致脊髓和神经根局部缺血。脊髓压迫、不稳定节段的异常活动导致脊髓反复发生一过性缺血，逐渐发生脊髓病。营养血管的反复痉挛形成局部的缺血与再灌注损伤，导致自由基大量产生，也会对脊髓和神经根造成损害。不稳定导致的椎间关节周围的炎症反应，也可能对脊髓、神经根和交感神经造成直接刺激。受到刺激的交感神经末梢还可通过颈交感链的反射，引起整个交感神经系统的功能紊乱。

3. 脊髓血液循环障碍　除上述因素外，脊髓血液循环障碍也参与了颈椎病的发病。研究发现，在颈椎间盘突出所致的脊髓受压病例中，脊髓损害区域与脊髓前动脉供血区域基本一致，可能是突出的椎间盘压迫、扭曲脊髓前动脉及其分支导致血供减少而造成脊髓缺血性的损害。

三、分型

颈椎病分为五型：神经根型颈椎病、脊髓型颈椎病、交感型颈椎病、椎动脉型颈椎病、食管型颈椎病。

四、临床表现

1. 神经根型颈椎病　该型是由于椎间孔处的致压物压迫颈神经根所致，在各型中发病率最高，占 50%～60%。临床上多为单侧、单根发病，也可见双侧、多根发病者。①颈痛和颈部僵硬：常是最早出现的症状。②根性疼痛：上肢放射性疼痛或麻木向受累神经根的走行和支配区域放射，是本型的特征性表现，称为根性疼痛。③患肢沉重感、双手握力减退，有时出现持物不牢易坠落，后期可出现肌肉萎缩。部分患者可有血管收缩舒张功能障碍，如手部肿胀、皮肤潮红或者苍白、干燥无汗等。④椎间孔挤压试验：又称"压颈试验"或"压头试验"。患者取坐位，头偏向患侧并稍后伸。检查者站在患者身后，双手重叠置于患者的头顶部，缓慢向下按压。如患者感到颈部疼痛，并向神经根支配区放射，即为椎间孔挤压试验阳性，是本型的特征性表现。⑤臂丛神经牵拉试验：患者取坐位，检查者站在患者旁，一手掌扶贴在患者颈面部，另一手握住患者腕部，将上肢缓慢地用力向外牵拉。如果患者出现自颈部放射至上肢的麻木或疼痛，即为臂丛神经牵拉试验阳性，是由于臂丛神经受到牵拉、神经根受到刺激所致，也是本型的特征性表现。

2. 脊髓型颈椎病　该型的发病率为 15%～30%，严重者可造成四肢瘫痪，致残率高，危害较大。通常起病缓慢，多见于 40～60 岁的中年人。大多数患者无颈部外伤史，但外伤往往会促成患者就诊。患者多同时合并神经根型颈椎病。①上肢麻木无力：单侧或双侧上肢麻木、疼痛，双手无力、不灵活，诸如写字、系扣子、持筷等精细动作难以完成。②行走不稳和行走困难：起病隐匿，双侧下肢麻木、沉重感，不能快走，随后逐渐出现行走不稳和行走困难，犹如踩在棉花上或醉酒后的感觉。③胸腹部束带感：躯干部可出现感觉异常，患者自觉在胸腹部有如同皮带的捆绑感，称为"束带感"，同时躯干或者下肢也可有感觉过敏、蚁行感、烧灼感。④括约肌功能障碍：部分患者可出现膀胱和（或）直肠功能障碍，如排尿踌躇、尿不尽、尿失禁、尿潴留和便秘等。⑤霍夫曼征（Hoffmann's sign）是上肢的病理征，表示颈脊髓出现上运动神经元的损害。检查者用示指和中指夹住患者的中指，使其腕关节稍背伸，以拇指向下弹拨其中指末节。如果出现其他各指的掌屈运动，即为霍夫曼征阳性。值得注意的是，部分健康人也可以出现对称性霍夫曼征阳性。⑥罗索利莫征（Rossolimo's sign）也是上肢的病理征，是霍夫曼征的等位征。检查者一手握住患者的手掌，使其腕部稍背伸，另一手向上弹拨患者第4指末节。如果出现其他各指的掌屈运动，即为罗索利莫征阳性。

3. 交感型颈椎病　该型的症状繁多，多表现为交感神经兴奋的症状，少数为交感神经抑制的症状。①头面部症状：头痛、眩晕、颈枕部痛、倦怠、记忆力减退、注意力不易集中等。②胃肠道症状：恶心、呕吐、腹胀、腹泻、消化不良等。③心血管症状：心悸、心慌、心律失常、血压波动大等。

4. 椎动脉型颈椎病　颈椎出现节段性不稳和椎间隙狭窄时，可以造成椎动脉扭曲并受到挤压。椎体边缘以及钩椎关节处的骨赘可以直接压迫椎动脉，或刺激其周围的交感神经而使椎动脉痉挛，出现椎动脉血流瞬间变化，导致椎 – 基底动脉供血不足而出现症状。①眩晕：多为发作性，有时复视伴有眼震，有时伴随恶心、呕吐、耳鸣或听力下降。上述症状的出现与颈部的位置改变有关。②猝倒：下肢突然无力而摔倒，但是意识始终清醒，多发生在颈椎突然转动时。

5. 食管型颈椎病　指由于颈椎前缘巨大的骨赘挤压食管并对食管的蠕动造成明显影响，患者出现吞咽困难为临床特征的颈椎病。

五、影像学表现及诊断

1. X 线

（1）X 线侧位片可用于颈椎管率的测量。1986 年，Torg[18] 提出测量颈椎管矢状径及其相应椎体的中矢径之比率的方法，即颈椎管率（cervical spinal canal ratio），又称 Torg 指数或 Pavlov 指数。党耕町[19] 通过大样本测量，认为国人的颈椎管率＜0.75 提示存在发育性椎管狭窄。颈椎管率作为 X 线检查的一个定量指标，对于颈椎管狭窄的诊断具有一定的临床意义。80% 左右的脊髓型颈椎病患者在 X 线侧位片上可见椎体前后缘有不同程度的骨赘形成。在过伸过屈位的 X 线侧位片上也更容易观察到椎体间的失稳（图 5-1）。

（2）交感型颈椎病：目前尚缺乏客观的影像学诊断指标，有时 X 线片可见颈椎节段性不稳。

（3）椎动脉型颈椎病：除上述的 X 线改变外，还可见钩椎关节增生及椎间孔狭窄（双斜位片）。

（4）食管型颈椎病：X 线侧位片上可显示椎体前缘的巨大骨赘，吞钡造影试验阳性（图 5-2）。

2. CT 可见椎间盘突出或者伴有后纵韧带钙化，也可清楚地显示椎管狭窄的程度（图 5-3）。

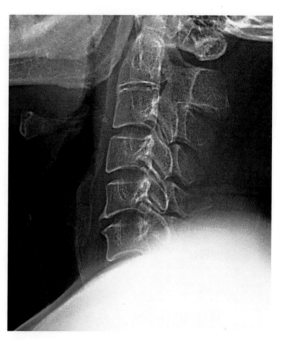

图 5-1 颈椎 X 线侧位片，C5—6 椎体前缘可见骨赘，颈椎管率<0.75（男，47 岁）

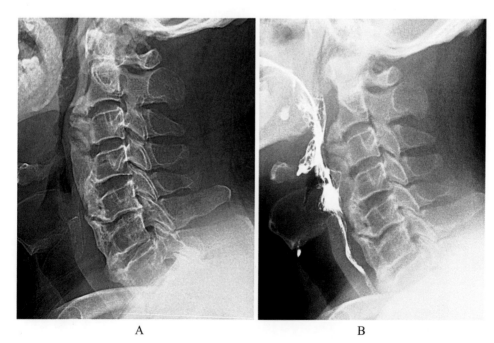

A   B

图 5-2 食管型颈椎病（男，69 岁）

A. 颈椎 X 线侧位片，见多个椎体前缘连续的巨大骨赘；B. 钡餐造影 X 线侧位片，见前缘巨大骨赘致食管狭窄，钡剂通过受阻

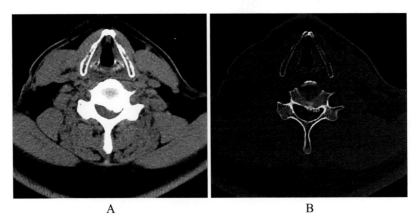

图 5-3　C5—6 椎间盘突出伴钙化（男，47 岁）

A．CT 软组织窗；B．CT 骨窗。椎间盘突出伴钙化压迫左侧神经根

3．MRI　由于 MRI 可以提供软组织的高分辨率影像，因此能提供极好的脊髓宏观结构的解剖细节，清楚地显示脊髓受压层面、受压程度以及脊髓信号的改变，成为目前颈椎病最重要的影像检查手段。MRI 可发现突出或脱出的椎间盘压迫脊髓或神经根，也可显示侧隐窝或颈椎管的狭窄。MRI 血管成像可以清楚地显示椎动脉有无压迫或者狭窄（图 5-4、图 5-5）。

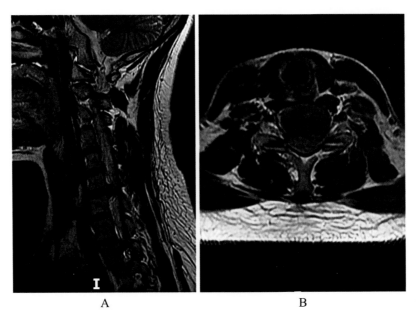

图 5-4　神经根型颈椎病（女，54 岁）

A．MRI T2WI 矢状位；B．MRI T2WI 横断面。C5—6 椎间盘突出压迫左侧神经根

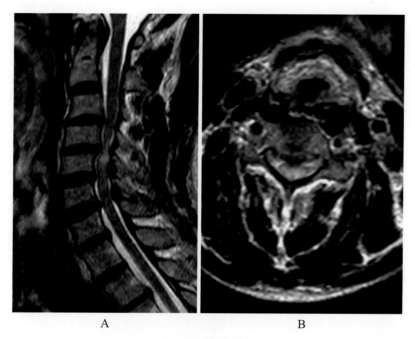

图 5-5　脊髓型颈椎病（男，49 岁）

A. MRI T2WI 矢状位；B. MRI T2WI 横断面。C3—4、C5—6、C6—7 椎间盘向后方突出伴相应节段黄韧带增厚，C5 节段髓内 T2WI 高信号，脊髓水肿

4. DSA　DSA 通过造影剂也可获得清晰的椎动脉图像。

六、鉴别诊断

1. 落枕　门诊常见，不属于颈椎病，是颈部肌肉的损伤。多因睡姿不良、枕头不合适使颈椎处于过伸或过屈状态，造成颈部的肌肉痉挛疼痛。晨起发病，多有明确病史。查体见颈椎活动受限，局部肌肉有痉挛、压痛。影像学检查多无异常发现。

2. 肩袖损伤或肩周炎　可引起肩关节活动受限，疼痛多局限在肩关节周围，不向上肢远端放射，无肢体麻木、无力等神经症状。

3. 腕管综合征　正中神经在腕管内受压迫，而出现手指麻木、无力。患者多有腕关节过度活动史，多见于厨师、瓦工、木工等一些特定工作人群。典型症状为手指麻木，见于桡侧 3 个手指，大多在夜间发作或加剧，影响睡眠。腕管叩击试验（手指压迫或用叩诊锤叩击腕管）Tinel 征阳性，腕关节背伸试验阳性。该病需与神经根型颈椎病相鉴别，臂丛神经牵拉试验及压颈试验均为阴性，颈椎影像学检查无异常，肌电图提示正中神经损害。

4. 胸廓出口综合征　由于锁骨与第 1 肋间隙狭窄引起臂丛和锁骨上动脉受压所致，出现 C8、T1 和血管功能障碍的表现[20]。主要症状是上肢疼痛和麻木感，位于尺神经支配的前臂和手的内侧，第 4、5 指的侧面。患侧上肢外展和颈部过伸位时可诱发或加重上述症状，有时可触及桡动脉搏动减弱或消失。该病需与神经根型颈椎病相鉴别。胸部和颈椎的 X 线片可见颈肋及第 7 颈椎横突过长、第 1 肋骨或锁骨分叉畸形等。肌电图多提示尺神经传导速度减慢（图 5-6）。

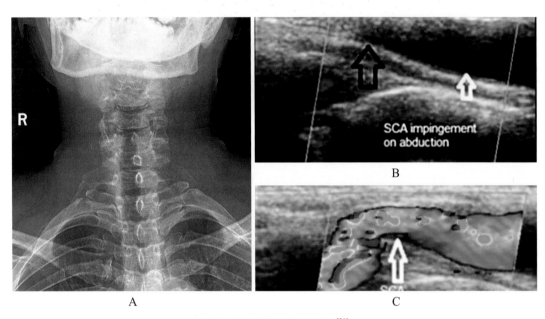

图 5-6　胸廓出口综合征[21]

A. X 线正位片，显示双侧颈肋（黄色箭头）；B. 上臂外展 180° 时彩色多普勒图像显示压缩段严重狭窄（黑色箭头），远端未见血流（开放的白色箭头）；C. 同一动脉外展 120° 的彩色多普勒图像显示动脉狭窄程度较轻，彩色多普勒示狭窄处血流见彩色混叠（白色箭头）

5. 椎管内肿瘤　也会出现类似脊髓型颈椎病脊髓受压的临床表现，磁共振检查可见椎管内的占位性病变，有时需要与脱出游离的髓核相鉴别。脱出游离的髓核在椎管内会被肉芽组织包裹，增强 MRI 图像可见环形的高信号影，即髓核边缘呈环形强化，而中心无强化，称为"牛眼征"，此为游离髓核的典型影像学表现。椎管内肿瘤则表现为整个病灶的强化影（图 5-7）。

6. 梅尼埃病（Meniere disease）　为内耳性眩晕，主要病理改变为膜迷路积水，临床表现为反复发作的旋转性眩晕、波动性听力下降、耳鸣和耳胀感，多见于 30 ~ 50 岁的中

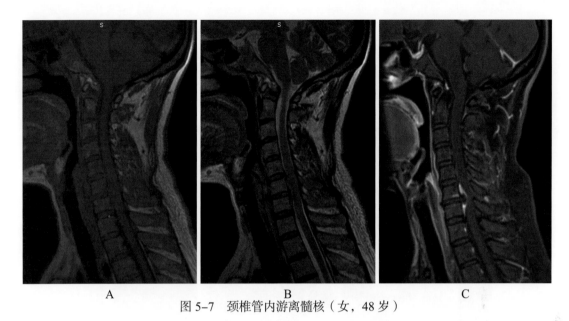

图 5-7 颈椎管内游离髓核（女，48 岁）

A. MRI T1WI 矢状位；B. MRI T2WI 矢状位；C. MRI 增强矢状位。C6-7 椎间盘向后方脱出，硬膜囊及脊髓受压，增强后可见条状环形高信号影，内见低信号，称"牛眼征"

青年[22]。眩晕的发作有一定规律性，多为突然发作的旋转性眩晕。患者常感周围物体围绕自身沿一定的方向旋转，闭目时症状可缓解，常伴恶心、呕吐、面色苍白、出冷汗、血压降低等自主神经反射症状。该病需与椎动脉型颈椎病引起的眩晕相鉴别。颈椎病的眩晕属于中枢性眩晕，多在做颈部旋转动作时出现，患者无耳鸣、听力下降等耳部症状。

7. 良性位置性眩晕 又称耳石症，是指头部迅速运动至某一特定头位时出现的短暂阵发性发作的眩晕和眼震，多见于中年女性。发病突然，症状的发生常与某种头位或体位的变化有关，激发头位（患耳向下）时出现眩晕，间歇期可无任何不适。耳石通过体位复位可改善症状。

8. 椎基底动脉供血不足（vertebrobasilar insufficiency，VBI） VBI 是指各种原因引起的椎基底动脉狭窄（或闭塞）而出现间歇性、反复发作性的一系列神经功能障碍的表现。临床表现除眩晕外，还常合并脑干、小脑和枕叶的症状，如共济失调、复视、构音障碍、吞咽困难、黑矇、猝倒等。头颅 CT 或 MRI 可发现脑的缺血性损害，明确梗死的部位和范围等。CTA、MRA 和 DSA 可明确血管狭窄的部位及程度，进一步明确诊断。

9. 食管肿瘤 可有进行性加重的吞咽困难，有时需与食管型颈椎病鉴别。钡餐造影后 X 线侧位片可见充盈缺损。

10. 食管瘘 也可出现吞咽困难，医源性者多有颈椎前路手术史。术后出现吞咽困难，可伴高热、椎前脓肿、纵隔脓肿。食管异物，如鸡骨、鱼刺等也可引起食管瘘（图 5-8、图 5-9）。

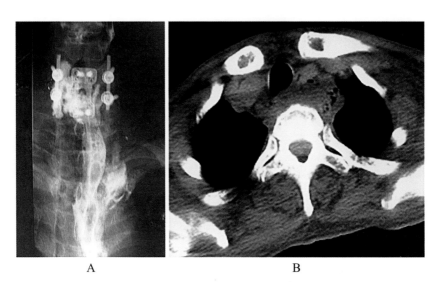

图 5-8　颈椎病术后并发食管瘘（男，54 岁）

A. 颈椎钡餐造影 X 线正位片，食管瘘致造影剂渗漏于颈前组织及纵隔内；

B. 胸部 CT 软组织窗，食管瘘致胸椎前方及纵隔内弥漫性脓肿

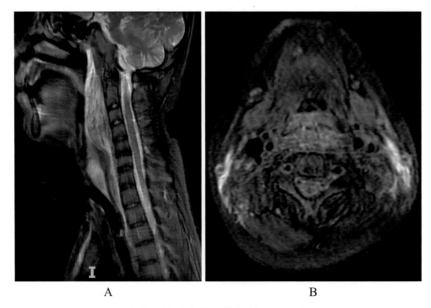

图 5-9　食管异物致食管瘘伴椎前脓肿（女，40 岁）

A. 颈椎 MRI T2WI 抑脂像矢状位；B. 颈椎 MRI T2WI 抑脂像横断面。咽后壁软组织肿胀，咽后间隙及颈椎前方见条片状高信号，提示椎前脓肿

第二节　腰椎间盘突出症

一、定义及基本概念

腰椎间盘突出症（lumbar disc herniation，LDH）是腰椎间盘（髓核、纤维环及软骨终板），尤其是髓核，在外力因素的长期作用下，发生不同程度的退行性改变。椎间盘的纤维环破裂，髓核组织从破裂处突出（或脱出）于后方或椎管内，导致相邻的神经根受到刺激或压迫，造成一侧或双侧下肢麻木、疼痛等临床症状[23]。腰椎间盘突出症以L4—5、L5—S1发病率最高，约占95%，是脊柱外科引起腰腿痛最常见的疾病。

二、椎间盘的结构及应用解剖

腰椎从L1至S1共有5个椎间盘。椎间盘在维持脊柱功能方面具有重要的意义。椎间盘不仅是脊柱功能单位的主要组成部分，而且参与脊柱的运动，在运动中通过自身的形变来适应脊柱的运动，同时缓冲脊柱在运动中产生的冲击，并且维持脊柱的稳定。

椎间盘由周围的纤维环和中央的髓核组成。纤维环由多层交错排列的纤维软骨环组成，在横断面上呈同心圆样排列，牢固地将椎体连接在一起，具有较大的弹性和韧性，除承受压力外，还可防止髓核溢出。其前方和侧方较厚，而后外侧相对薄弱。纤维环前部和后部分别得到前纵韧带和后纵韧带的加强。纤维环承担纵向压力的能力较强，但在扭转应力的反复作用下可出现纤维环破裂。髓核是胶冻状的白色胶原物质，由氨基多糖、软骨细胞、胶原纤维和水组成。其中氨基多糖可以保持大量水分，髓核含水量为80%左右，并且含有丰富的蛋白黏多糖，因此具有弹性和膨胀性。髓核中的水含量可以随着椎间隙所受压力的不同而变化。当髓核受重力作用时便向四周扩展，并挤压纤维环向周围延伸和膨胀。软骨终板是厚约1mm的透明软骨，位于椎体与椎间盘之间。软骨终板上有许多微孔，是营养物质、水分和其他代谢产物的交换通道。成人的软骨终板无血管和神经支配，因此损伤时不会出现疼痛，但也无法自行修复。当软骨终板有破损时，髓核可突入椎体，形成Schmorl结节。

三、发病原因

1. 椎间盘退变　LDH的主要病因是在椎间盘退变的基础上，随着患者年龄的增加，椎间盘不断退变，导致纤维环和髓核内含水量减少，髓核张力下降，椎间盘高度降低，从而导致椎间隙狭窄。透明质酸和角化硫酸盐也随着椎间盘的退变而减少，低分子糖蛋白增多，导致髓核逐渐失去弹性，软骨板囊性变，椎间盘结构松弛。外力的作用也会导致纤维环受力不均，最后纤维环破裂，髓核组织突出并压迫相邻脊髓及神经根，使患者出现腰腿痛的症状。

2. 损伤　损伤的持续积累也是 LDH 的主要病因。反复弯腰、扭转等动作最易引起椎间盘损伤，故本病与职业有一定的关联。如驾驶员长期处于坐位和颠簸状态，重体力劳动者过度负荷，都会对椎间盘造成损伤。急性外伤也可成为椎间盘突出的诱发因素。

3. 妊娠　妊娠期间人体的韧带处于松弛状态，而腰骶部又要承受比平时更大的应力，这也增加了发生 LDH 的风险。

4. 遗传因素　LDH 有一定的遗传因素，在小于 20 岁的青少年患者中约 32% 有家族史。

5. 吸烟、肥胖也被认为是椎间盘突出的易感因素。

四、分型

1. 膨出型　纤维环有部分破裂，但表层完整，此时髓核因压力向椎管内局限性隆起，但表面光滑。许多患者可无明显症状或只有轻微腰痛。该型通过保守治疗大多可缓解。

2. 突出型　纤维环内层破裂，外层完整，髓核突向椎管形成突起。此型有明显神经压迫症状者常需手术治疗。

3. 脱出型　纤维环完全破裂，髓核穿破后纵韧带突入椎管，但其根部仍然留在纤维环内。本型常出现神经根和马尾的压迫症状，多需手术治疗。

4. 游离型　大块髓核组织穿破纤维环和后纵韧带，完全突入椎管形成游离组织，与原椎间盘脱离，可离开原突出节段在椎管内上下移动。此型可引起马尾神经的损害。

5. Schmorl 结节型　髓核经上下软骨终板发育异常而导致的裂隙或后天性的裂隙突入椎体内，影像学上呈结节样改变（图 5-10）。

五、临床表现

1. 腰痛　腰痛常为 LDH 患者的首发症状。多数患者腰痛发生在腿痛之前，部分患者腰痛与腿痛同时出现，也有部分患者只有腿痛而无腰痛。腰痛的症状多是由于突出的椎间盘顶压纤维环外层、后纵韧带以及固定神经根的 Hofmann 韧带，刺激了椎管内的窦椎神经所致。机械性压迫和局部炎症反应释放的炎症因子刺激窦椎神经产生疼痛，表现为腰骶部弥漫性钝痛，有时会牵涉到臀部。

2. 坐骨神经痛　由于绝大多数患者是 L4—5 或 L5—S1 突出，因此，97% 左右的患者表现为坐骨神经痛。典型的坐骨神经痛是从腰骶部向臀部、大腿后外侧、小腿外侧或后侧至足部，呈放射性疼痛。患者为减轻疼痛，可在行走时出现前倾，卧位时出现侧卧伴屈

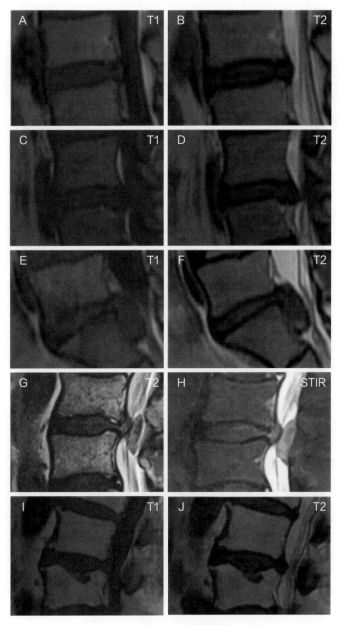

图 5-10　腰椎间盘突出症的分型

A、B. 膨出型；C、D. 突出型；E、F. 脱出型；

G、H. 游离型；I、J. Schmorl 结节型

髋屈膝的强迫体位。对于高位腰椎间盘突出（如 L2—3、L3—4）而言，常表现为股神经的损害，患者出现大腿前方的麻木、疼痛，但高位腰椎间盘突出的发生率低于 5%。

3. 马尾神经损害　当椎间盘向后正中突出或髓核脱出时，可对硬膜囊内的马尾神经产生压迫。患者可出现鞍区的感觉异常和大小便功能障碍，严重者会出现尿潴留。但有时

马尾神经损害并不表现为典型的马尾神经损伤，而是表现为双侧单一神经根或多个神经根损害。

4. 腰椎侧弯　腰椎侧弯是临床上常见的体征，它是一种姿势代偿性的侧弯。为了能够减轻神经根的压迫和牵张，腰椎会根据椎间盘突出和神经根之间的相对位置关系来进行代偿。如果突出的髓核位于神经根的外侧，则躯干向健侧倾斜；如果突出的髓核位于神经根的内侧，则躯干向患侧倾斜。腰椎的侧弯是为了能够缓解神经根所受的刺激。有时骨盆也可发生代偿性倾斜，导致双下肢"不等长"而影响行走。

六、影像学表现及诊断

1. X 线　一般情况下采取腰椎正、侧位 X 线检查，但无法显示脊髓及神经根的受压情况。X 线平片可显示椎体前后缘骨质增生，椎间隙变窄，小关节增生肥大。高质量的腰椎平片也可以作为间接征象，不仅能够帮助对一些典型病例做出诊断，还可以对感染、肿瘤等的鉴别诊断提供重要信息。可帮助鉴别是否存在腰椎失稳、滑脱、峡部裂、侧后凸畸形等。行腰椎正、侧位 X 线检查时，一般建议同时进行腰椎过伸过屈位 X 线检查。由于退变的腰椎常常伴有腰椎稳定性的改变，因而 X 线检查可以为临床医生进一步了解病情提供有价值的动力学信息（图 5-11）。

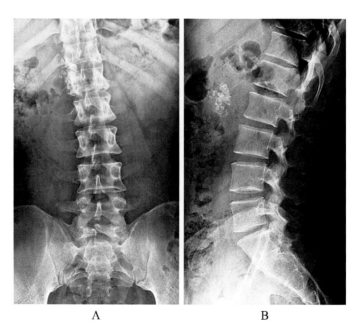

A   B

图 5-11　腰椎间盘突出症（男，21 岁）

A. 腰椎X线正位片；B. 腰椎X线侧位片。腰椎代偿性侧弯，
L5 隐性脊柱裂

2. CT　对于骨组织的成像较好，椎体骨性结构以及椎管内的形态可以很清楚地显示出来。常见的 CT 表现有：①椎间盘后缘有局限性突出的软组织密度影，硬膜囊与椎管之间的硬膜外脂肪消失；②硬膜囊或神经根受压发生变形；③脱出的髓核在侧隐窝内容易发生嵌顿，有软组织密度影，导致侧隐窝狭窄；④椎间盘钙化以及椎体后缘离断；⑤椎体骨质增生、椎管狭窄、黄韧带增厚、小关节增生内聚等（图 5-12）。

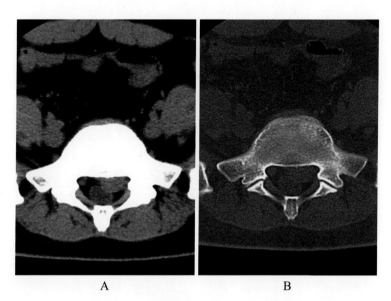

A　　　　　　　　　　B

图 5-12　腰椎间盘突出症（男，56 岁）

A. CT 软组织窗；B. CT 骨窗。L5—S1 椎间盘突出并压迫左侧神经根

3. MRI　MRI 能够清晰地显示突出髓核、硬膜囊和神经根三者的关系，以及髓核突出的位置和程度，从而为诊断和治疗提供重要信息。MRI 也能帮助鉴别是否存在椎管内其他的占位性病变。需要注意的是，影像学上的椎间盘突出仅为影像学的描述，临床上需结合患者的临床症状和体征才能做出腰椎间盘突出症的诊断。读片时应注意结合矢状位和轴位片，才能准确发现病变（图 5-13、图 5-14）。

MRI 可以通过观察纤维环和髓核信号强度的变化，对椎间盘进行不同退变程度的分级。2001 年，C. W. Pfirrmann 基于 MRI 矢状位 T2WI 椎间盘信号的特征，提出了 Pfirrmann 分级[24]。Ⅰ～Ⅱ级为正常椎间盘，Ⅲ～Ⅴ级为退变椎间盘（表 5-1、图 5-15）。

Pfirrmann 分级在应用于老年患者时常常遇到困难，绝大多数椎间盘被分级为 Pfirrmann Ⅲ级或Ⅳ级，但难以明确其具体分级。为了克服上述困难，J. F. Griffith 等于 2007 年在 Pfirrmann 分级的基础上，将 5 级增加为 8 级，称为改良的 Pfirrmann 分级[25]。

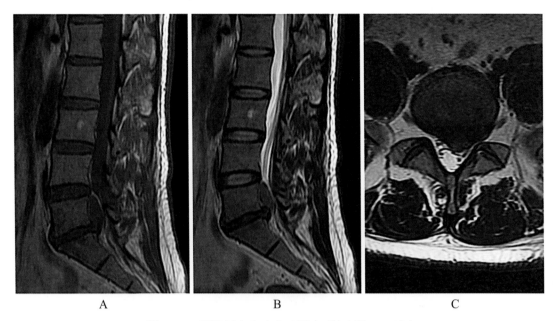

图 5-13　腰椎间盘突出症（脱出型）（男，44 岁）

A. MRI T1WI 矢状位；B. MRI T2WI 矢状位；C. MRI T2WI 横断面。L5—S1 椎间盘脱出，髓核部分向上位于 L5 椎体后方，压迫左侧神经根

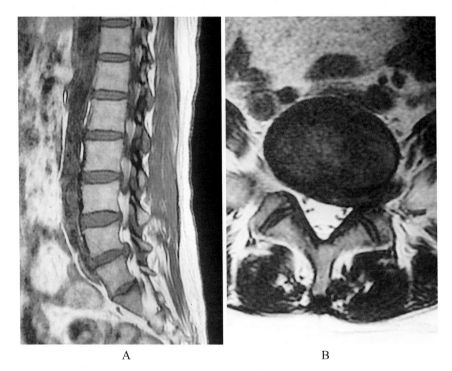

图 5-14　腰椎间盘突出症（极外侧型）（女，32 岁）

A. MRI T2WI 矢状位；B. MRI T2WI 横断面。L4—5 椎间盘突出压迫左侧神经根，髓核部分位于椎间孔外

表5-1 椎间盘退变的 Pfirrmann 分级

分级	结构	纤维环边界	信号	椎间盘高度
Ⅰ级	均质，色亮白	清楚	高或等于脑脊液	正常
Ⅱ级	非均质，有或无水平带	清楚	高或等于脑脊液	正常
Ⅲ级	非均质，色灰	不清楚	中等	正常至轻度降低
Ⅳ级	非均质，色灰或黑	消失	中等或低信号	正常至轻度降低
Ⅴ级	非均质，色黑	消失	低信号	椎间隙塌陷

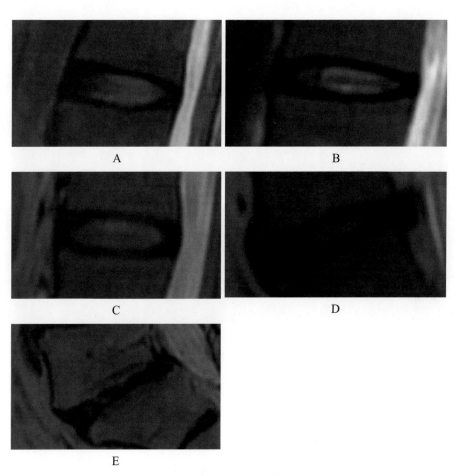

图 5-15 Pfirrmann 分级

A. Ⅰ级；B. Ⅱ级；C. Ⅲ级；D. Ⅳ级；E. Ⅴ级

　　MRI 也可以清楚地显示椎体的 Modic 改变（Modic change，MC）。Modic 改变是指椎体终板及终板下骨质的 MRI 信号改变，1987 年由 R. Roosetal 率先报道，1988 年 Modic 等进一步阐述了其特点，认为 Modic 改变是由椎间盘退变引起的。根据 MRI 信号的差异，Modic 改变可分为 3 级[26]（表 5-2、图 5-16）。

表5-2　终板的 Modic 改变分级

分级	描述	信号
Ⅰ级 （炎症期或水肿期）	终板及终板下区域有丰富的肉芽组织长入，纤维血管组织替代了增厚的骨小梁间的正常骨髓	T1 低信号，T2 高信号
Ⅱ级 （脂肪期或黄骨髓期）	慢性受损的终板及终板下区域有大量脂肪细胞沉积	T1 高信号，T2 等信号或轻度高信号
Ⅲ级 （骨质硬化期）	终板及终板下由硬化骨替代	T1 及 T2 均表现为低信号

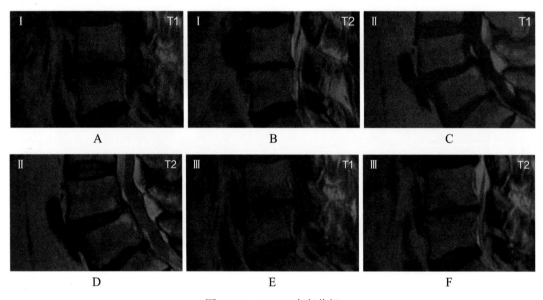

图 5-16　Modic 改变分级

A．Ⅰ级 T1WI；B．Ⅰ级 T2WI；C．Ⅱ级 T1WI；D．Ⅱ级 T2WI；
E．Ⅲ级 T1WI；F．Ⅲ级 T2WI

　　Modic 改变作为终板的一种改变，在腰痛人群中的发生率是普通人群的 7 倍。目前认为Ⅰ级和部分Ⅱ级的 Modic 改变是腰痛的一个重要来源。

　　4. 椎管造影　典型的椎间盘突出症椎管造影的表现是神经根袖充盈缺损或根袖变短。神经根受压水肿，外形增粗，使根袖呈漏斗状，硬膜囊受压，发生狭窄变形。侧位造影片上的硬膜囊在椎间隙水平出现弧形间盘压迹，在腰椎压迹深度大于 2 mm 时为可疑，大于 4 mm 时则有诊断价值。大的椎间盘突出或脱出可以引起椎管梗阻。硬膜囊内的马尾神经受压而表现聚拢、扭曲。上述表现在过伸位片上明显，程度加重，而在过屈位片上程度减轻（图 5-17、图 5-18）。

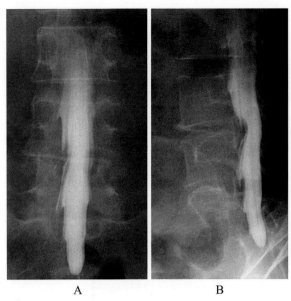

A　　　　　　　　B

图 5-17　腰椎间盘突出症（男，48 岁）

A. 腰椎管造影 X 线正位片；B. 腰椎管造影 X 线侧位片。L4—5 左侧神经根袖变短，L4—5 节段造影剂充盈缺损

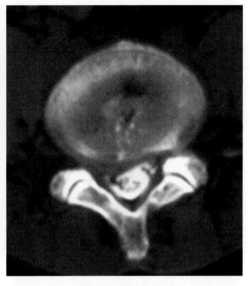

图 5-18　腰椎间盘突出症（男，52 岁）

腰椎管造影 CT 扫描（CTM）。L4—5 椎间盘突出压迫右侧神经根，硬膜囊右侧造影剂充盈缺损，神经根显影不清

七、鉴别诊断

1. **腰肌劳损**　腰肌劳损也称"非特异性腰痛"或"慢性腰痛"，为骨科常见症状之一，是腰部两侧肌肉及其筋膜附着点的慢性损伤导致的炎症，为腰痛的主要原因。腰肌劳损与长期保持同一种姿势或劳累过度产生的乳酸代谢产物有关，主要表现为无明显诱因的慢性腰部酸胀不适，休息后能缓解，但活动时间长后会反复发作，再次加剧。痛点一般位于肌肉的起止点处，有时痛点不明确，呈弥漫性。腰肌劳损无下肢放射痛及麻木，膝关节及以下无疼痛，直腿抬高试验阴性。影像学检查无椎间盘突出致神经受压的表现。

2. **腰椎管狭窄症**　腰椎管狭窄症的典型表现是神经源性间歇性跛行。患者自诉行走一段距离后感到下肢酸胀无力、麻木，必须停下来休息一段时间后才能继续行走。症状表现较为严重，但阳性体征多不明显，少部分患者存在神经根损害的表现。结合 CT、MRI 影像学检查可进一步明确诊断，可见椎管、椎间孔或神经根管狭窄导致神经受压。

3. **腰椎结核**　腰椎结核早期可刺激邻近的神经根，导致腰痛或伴有下肢放射痛。但是腰椎结核通常会引起全身反应，比如食欲不振、低热、盗汗、消瘦等[27]。X 线平片上可见椎体或椎弓根虫蚀样破坏，椎间盘受累后可有椎间隙狭窄。CT 扫描可发现早期病灶。CT 或 MRI 可见椎旁脓肿或流注脓肿。

4. 腰椎滑脱与峡部裂　主要表现为腰痛，滑脱比较严重时容易压迫神经根而引起下肢神经症状。X 线侧位片可显示滑脱程度，斜位片可以观察到是否存在峡部裂。CT 或 MRI 可了解脊髓以及神经根的受压程度。

5. 梨状肌综合征　坐骨神经走行于梨状肌下缘或沿梨状肌肌间隙下行。当梨状肌存在外伤、炎症或由于其他因素而导致增生肥大时，可在肌肉收缩时刺激甚至压迫坐骨神经，从而引发一系列症状，表现为臀部及下肢疼痛，运动时症状明显 [28]。查体可见臀肌萎缩，直腿抬高试验阳性，但无下肢神经定位体征。梨状肌收缩即髋关节外展、外旋对抗阻力时可诱发疼痛。影像学检查无椎间盘突出表现。

6. 椎体转移瘤　患者多有腰痛，休息不能缓解，常影响睡眠。如肿瘤较大，压迫神经根或脊髓时也会出现下肢神经症状。易发生骨转移的肿瘤有肺癌、乳腺癌、前列腺癌等，通过全身的相关检查可发现原发肿瘤。X 线平片可见多发椎体溶骨性破坏，不累及椎间盘。CT 及 MRI 检查可以明确椎体破坏的范围以及神经受压的程度。ECT 和 PET/CT 多用来发现早期隐匿的原发病灶。

7. 椎管内肿瘤　如神经根及马尾肿瘤，症状多为慢性进行性加重，先出现足底部麻木，并伴有感觉、运动障碍以及反射减弱，呈自下而上发展，累及区域不止一处神经根支配区，括约肌功能也出现障碍并逐渐加重。MRI 平扫或增强可以清楚地显示病变部位及范围。

8. 盆腔疾病　当盆腔后壁有肿瘤或炎症时，腰骶部神经根容易受到刺激而表现出腰骶部疼痛并伴有下肢放射痛。腹、盆腔超声或 CT 检查多可明确病变。

9. 下肢血管疾病　对于临床表现仅为单纯下肢痛的患者，需考虑血管病变的可能。查体时应注意观察下肢肤色、皮肤温度及血管搏动等情况，可行血管彩超或 DSA 检查明确诊断。

第三节　腰椎管狭窄症

一、定义及基本概念

腰椎管狭窄症（lumbar spinal stenosis）是指腰椎中央椎管、神经根管、侧隐窝或椎间孔由于骨性或纤维性结构异常增生，导致不同程度的管腔内径狭窄，从而造成神经受压引发相应的临床症状。它是引起腰腿痛常见的原因之一，老年人的发病率较高，在 50 岁以上的人群中发病率为 1.7% ~ 8%。患者静止或休息时常无症状，行走一段距离后出现下肢痛、麻木、无力等症状，需蹲下或坐下休息一段时间后方能继续行走。

二、发病原因

腰椎管狭窄症是骨科的常见病，其发病原因十分复杂，有先天性的腰椎管狭窄，也有由于脊柱退变性疾病引起的，还有由于外伤引起脊柱骨折或腰椎手术后引起的椎管狭窄。

三、分型

1. 解剖学分型

（1）中央椎管狭窄：即椎管中矢状径狭窄，当矢状径小于 10 mm 时为绝对狭窄，10 ~ 13 mm 时为相对狭窄。

（2）神经根管狭窄：神经根管指神经根自硬膜囊根袖部发出，斜向下至椎间孔外口所经过的管道，各腰神经根发出的水平不同，神经根管的长度和角度也不尽相同。

（3）侧隐窝狭窄：侧隐窝是椎管向侧方延伸的狭窄间隙，分为入口区、中间区和出口区。其腹侧是椎间盘及椎体后方的韧带结构，背侧是上关节突，外侧是椎弓根，内侧是中央椎管。侧隐窝前后径通常在 5 mm 以上，前后径小于 3 mm 为狭窄。

2. 病因学分型

（1）原发性椎管狭窄：多由发育性因素造成，又称发育性椎管狭窄，患者往往合并颈、胸椎管的狭窄。

（2）继发性椎管狭窄：临床上以退变性椎管狭窄最为常见，它常常是腰椎退行性病变的结果。退行性腰椎管狭窄常起始于侧方通道的狭窄，黄韧带肥厚和小关节增生内聚导致侧隐窝狭窄、神经根管狭窄和椎间孔狭窄。随着退变的加重，最终也会出现中央椎管的狭窄。

四、临床表现

1. 腰腿痛　本病起病隐匿，病程缓慢，患者可有长期反复的腰痛，有时可放射到下肢。部分患者可有下肢麻木、冷感、乏力、肌肉萎缩甚至鞍区麻木、大小便失禁或尿急或排尿困难等症状。

2. 间歇性跛行　当患者行走一段距离时，出现腿痛或麻木、无力、抽筋，并逐渐加重以致不能继续行走。坐下或蹲下休息几分钟后上述症状可改善或消失并可继续行走，称为神经源性间歇性跛行，为本病的特征性表现。跛行距离的长短常提示病情的严重程度。

3. 腰椎屈曲位强迫体位　患者腰部屈曲位时能缓解症状，做过伸动作可引起下肢麻痛加重，此为过伸试验阳性，是诊断腰椎管狭窄症的重要体征，与腰椎间盘突出症的表现正好相反。

五、影像学表现及诊断

1. X 线　通过正位片可测量椎管横径（双侧椎弓根内缘的间距），侧位片可测量椎管矢状径（椎体后缘至椎板与棘突交界处的间距）。以往认为椎管横径小于 18 mm、矢状径小于 13 mm 提示存在椎管狭窄（图 5-19）。

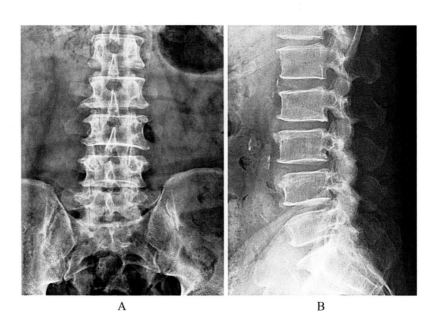

A   B

图 5-19　腰椎管狭窄（男，57 岁）

A. 腰椎 X 线正位片；B. 腰椎 X 线侧位片。椎体
前后缘增生，骨赘形成，腰椎管矢状径狭窄

2. CT　CT 的测量较 X 线更为精确和方便，在电脑上即可直接读取。椎管横径为双侧椎弓根的内侧缘距离，小于 13 mm 时为绝对狭窄。矢状径为椎体后缘中央至棘突根部的距离，小于 13 mm 时为相对狭窄，小于 10 mm 时为绝对狭窄。侧隐窝大于 5 mm 者一般不会产生压迫症状，小于 3 mm 者约有 50% 的人会产生神经根压迫症状，小于 2 mm 者为绝对狭窄（图 5-20）。

3. MRI　MRI 可以同时提供椎管矢状面和横断面的影像，可以清楚地显示脊髓和神经根的压迫情况。MRI 可发现黄韧带肥厚、骨化或者中央型椎间盘突出造成的中央管狭窄，也可发现小关节增生导致神经根出口或者神经根管神经走行过程中出现的压迫（图 5-21）。

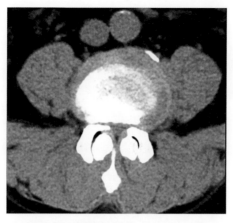

图 5-20　腰椎管狭窄（男，57 岁）

CT 横断面。关节突关节 "气像征"，增生内聚，黄韧带肥厚，主椎管和侧隐窝狭窄，硬膜囊受压

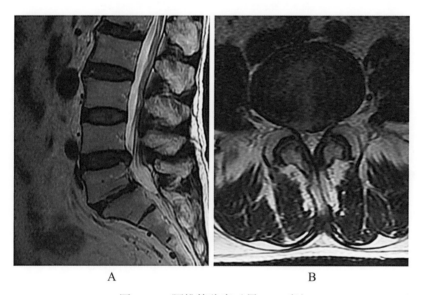

A　　　　　　　　　　　　　B

图 5-21　腰椎管狭窄（男，57 岁）

A. MRI T2WI 矢状位；B. MRI T2WI 横断面。L4—5 椎间盘突出，关节突关节增生内聚，黄韧带肥厚，主椎管和侧隐窝狭窄，硬膜囊受压

4. 椎管造影　患者的椎管造影均有不同程度的造影剂充盈缺损。完全梗阻断处常呈幕帘状、笔尖状、弹头状样充盈缺损。完全梗阻断处常呈点滴状通过，其结果呈葫芦状、哑铃状或灯笼状等。椎管造影为有创性检查，患者不易接受，且侧隐窝病变不能清晰显示，不能很好地显示椎管横断面骨和神经根的形态。由于目前绝大多数腰椎管狭窄症可以通过 CT 或 MRI 准确地诊断，椎管造影检查在临床上的应用已经很少。

六、鉴别诊断

1. 脊髓源性间歇性跛行　由脊髓受压引起，以下肢无力为主要表现，代表疾病有脊髓型颈椎病、胸椎管狭窄症及椎管内肿瘤等。这类间歇性跛行表现是由于下肢肌张力升高所导致的行走协调性降低。患者可有踩棉花感、胸腹部束带感，出现感觉平面，下肢肌力降低但肌张力升高，膝腱反射及跟腱反射亢进，髌阵挛、踝阵挛，Babinski 征多为阳性。根据患者感觉平面进行 CT 和 MRI 检查基本可明确诊断。

2. 血管源性间歇性跛行　由下肢动脉供血不足所致，代表疾病为血栓闭塞性脉管炎[29]。本病为慢性全身中小动、静脉受累的全身性疾病，多见于青壮年男性，有吸烟史。间歇性跛行同体位无关，多无神经受压的症状或体征，但有肢体缺血的表现，如步行后动脉搏动消失，小腿青紫、苍白，下肢发凉、麻木、酸胀、疼痛。本病感觉异常多位于下肢后方，与神经根分布无明显相关性，足背动脉和胫后动脉搏动减弱或消失，病程后期可出现肢体远端的溃疡或坏死。进行下肢血管彩超检查基本可明确诊断。

第四节　腰椎滑脱和腰椎峡部裂

一、定义及基本概念

腰椎滑脱（lumbar olisthe）是先天性发育不良、创伤、劳损等原因造成相邻椎体骨性连接异常而发生的上位椎体与下位椎体部分或全部滑移，表现为腰骶部疼痛、坐骨神经受累、间歇性跛行等症状的疾病。腰椎峡部裂（lumbar spondylolysis）为腰椎一侧或两侧椎弓上下关节突之间的峡部骨质缺损不连续，也称椎弓峡部裂或峡部不连。

二、发病原因

除了外伤，这两种疾病的发病原因还有先天性学说、获得性学说以及先天性构造缺陷学说。多数学者认为这两种疾病是重复性损伤及应力不均造成的疲劳骨折所致。如该部位骨化不全，或有潜在的软骨缺损，即形成先天性峡部骨不连。如该处发育薄弱，再加上某种程度的外伤或劳损，也可导致薄弱的峡部发生骨折。椎弓峡部裂多发生在 L4 或 L5，也可 L4 和 L5 同时发生，其裂隙宽度不一，断端呈锯齿状或圆钝状，可有骨桥形成，缺损处常被纤维软骨样组织填充。

三、分型

（1）Ⅰ型先天性滑脱：先天峡部发育不良，多伴L5/S1脊柱裂，不能支持上面的重力。

（2）Ⅱ型峡部性滑脱：峡部部分缺损，椎体前滑，后部结构基本正常，其中又分为两种：Ⅱa型峡部分离，峡部疲劳骨折；Ⅱb型峡部拉长，没有断裂，保持连续性。

（3）Ⅲ型退行性滑脱：椎间盘退变，中老年多见。

（4）Ⅳ型创伤后滑脱：见于严重急性损伤，常伴椎弓根骨折。

（5）Ⅴ型病理性滑脱：继发于全身性疾病，导致小关节面骨折或拉长。

（6）Ⅵ型医源性滑脱：多见广泛椎板及小关节切除减压术后。

四、临床表现

并非所有的腰椎滑脱都有临床症状，除了与脊柱周围结构的代偿能力有关外，还取决于继发损害的程度，如关节突增生、椎管狭窄、马尾及神经根的受压等。腰椎滑脱的主要症状包括以下几个方面：

1. 腰骶疼痛　疼痛位于腰骶部，少数患者放射到臀部，多为钝痛。疼痛可在劳累后逐渐出现，站立、弯腰时加重，卧床休息后减轻或消失。

2. 坐骨神经受累　峡部断裂处的增生纤维组织或骨痂可压迫神经根，滑脱的椎体可牵拉L5或S1神经根，出现下肢放射痛、麻木，直腿抬高试验多为阳性。

3. 间歇性跛行　椎体的滑脱会造成继发性的椎管狭窄而出现间歇性跛行。

4. 马尾神经受牵拉或压迫症状　若滑脱严重，马尾神经受累时可出现下肢乏力、鞍区麻木及大小便功能障碍等症状。

五、影像学表现及诊断

1. X线

（1）正位片：不易显示峡部的病变，可见椎板外侧端呈断肩样改变；椎板外侧上下缘显示边缘硬化的新月状凹陷；椎弓根区密度不均，结构紊乱或有破碎；或见椎体旋转（图5-22）。

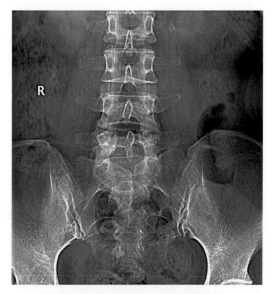

图5-22　腰椎X线正位片，L5峡部裂，两侧椎板外侧呈断肩样改变（女，49岁）

（2）侧位片：上位椎体向前滑移；椎弓根后下方细长或可见透亮裂隙，关节突间常见硬化征象；椎间隙狭窄，椎间隙前后比例异常。可对滑脱程度进行定量测量，通过Meyerding分级[30]，对腰椎滑脱程度进行量化。此分级将骶骨终板分为4等分，共0～5度：0度为峡部裂，1度为L5椎体相对于骶骨终板前移的距离在0～25%，而2度、3度和4度分别表示L5椎体高达50%、75%和100%的滑移（图5-23）。

（3）斜位片：可清晰地显示峡部病变。峡部裂的患者，其峡部可出现一带状裂隙，称为苏格兰犬征（scottie dog sign）[31]（图5-24）。

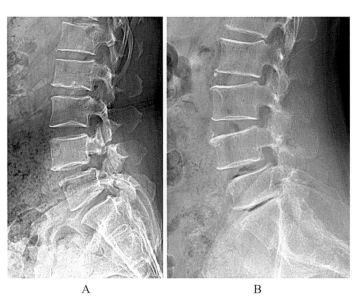

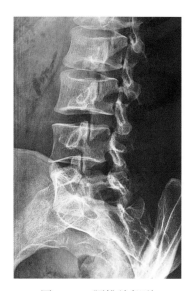

图 5-24　腰椎峡部裂
（女，45 岁）

腰椎 X 线斜位片，见 L5 峡部带状裂缝，称苏格兰犬征

A　　　　　　　　　　B

图 5-23　腰椎滑脱（男，56 岁）

A. 腰椎 X 线侧位片，L4、L5 峡部裂合并滑脱 1 度；
B. 腰椎 X 线侧位片，L4 退变性滑脱 1 度

（4）动力位：可判断滑移的活动性，对判断有无腰椎不稳价值较高。腰椎不稳的X线诊断标准为过伸、过屈位片上椎体向前或向后位移＞3 mm或终板成角变化＞15°；正位片上侧方移位＞3 mm，椎间盘楔形变＞5°。过屈体位时多可使峡部进一步分离，有助于诊断（图5-25）。

2. CT　椎弓根下方的层面可见锯齿样裂隙，宽窄不一，走行不定，扫描倾斜时与椎间盘层面正常光滑的关节面呈双关节面。CT三维重建可以明确椎间孔变化及滑脱的程度（图5-26）。

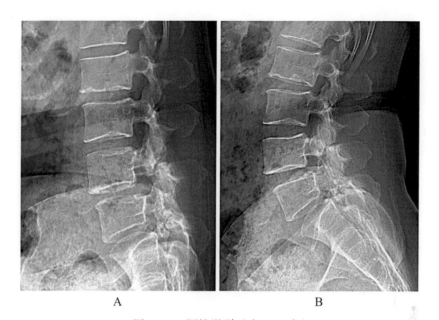

图 5-25 腰椎滑脱（女，53 岁）

A. 腰椎 X 线过屈位片；B. 腰椎 X 线过伸位片。见 L4—5 节段失稳加重

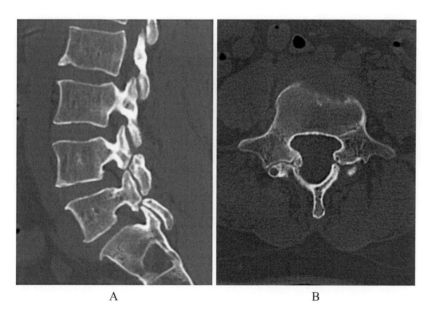

图 5-26 腰椎峡部裂（女，53 岁）

A. 腰椎 CT 矢状位；B. 腰椎 CT 横断面。L4、L5 峡部断裂

　　3. MRI　MRI 检查可显示腰椎神经根及脊髓受压情况及各椎间盘退变的程度，可见椎弓峡部崩裂面粗糙的低信号带或双关节征、双边征和椎间盘夹心征，MRI 检查有助于确定手术减压和融合的范围（图 5-27）。

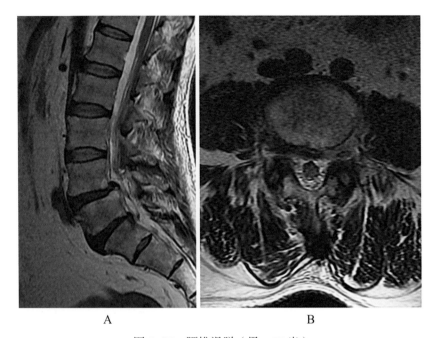

A   B

图 5-27 腰椎滑脱（男，57 岁）

A．MRI T2WI 矢状位；B．MRI T2WI 横断面。L4 椎体滑脱，继发性椎管狭窄

第五节 颈（胸）椎后纵韧带骨化症

一、定义及基本概念

后纵韧带骨化症（ossification of posterior longitudinal ligament，OPLL）是指脊柱的后纵韧带内形成异位骨化，导致椎管及椎间孔容积减小，对脊髓或神经根产生慢性压迫而出现相应临床症状的一类疾病。OPLL 几乎仅发生在东亚人群，日本人群的发病率在 2%～4%，中国的发病率约为 0.6%，白种人的发病率仅为 0.16%。OPLL 中约 70% 的患者发生在颈椎，15% 发生在胸椎，尤其是中上段胸椎。胸椎 OPLL 常常合并颈椎 OPLL 和胸椎黄韧带骨化。腰椎后纵韧带骨化发病率相对较低，且通常不会引起严重的后果。

二、后纵韧带的结构及解剖应用

后纵韧带主要位于椎体的后方，椎管的前面。它是紧贴于所有椎体后面的一条纵行的韧带，厚 1～2 mm，上至枢椎，下至骶骨，主要作用是限制脊柱过屈，对于椎管内的组织（脊髓、神经、血管）有一定的保护作用。后纵韧带可分为深、浅两层。一般骨化结构位于浅层，而未骨化的韧带组织发生增厚则位于深层。

三、发病原因

目前，OPLL 的病因尚不明确，可能有多种因素参与，主要与基因、激素水平、种族和地域、环境因素有关，特别是与肥胖、糖尿病、钠摄入过多有一定关系。

四、分型

根据 CT 矢状位的影像学表现，OPLL 分为以下四种类型：

1. 节段型　常见于椎体正后方，一般不累及椎间盘。在 CT 矢状位上，可见单个椎体后缘有竖条线状的高密度骨化带（图 5-28A）。

2. 连续型　在 CT 矢状位上能够见到几个相邻椎体的骨化影像特征（图 5-28B）。

3. 混合型　既有节段型的，又有连续型的，涉及范围较广，多与遗传有关（图 5-28C）。

4. 其他型　后纵韧带骨化发生在椎间盘的后方，可能与慢性劳损有关（图 5-28D）。

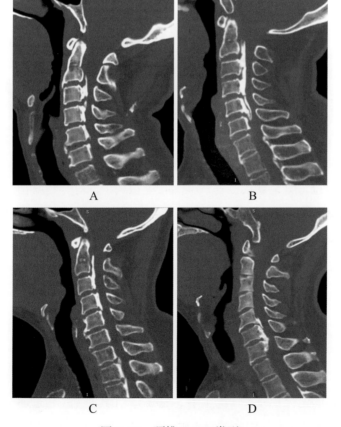

图 5-28　颈椎 OPLL 类型

A. 节段型；B. 连续型；C. 混合型；D. 其他型。L4 椎体滑脱，继发性椎管狭窄

五、临床表现

疾病早期，骨化的后纵韧带还没有对脊髓造成明显压迫时，患者一般无任何症状，或仅表现为轻微的颈部或胸背部不适或疼痛。随着骨化的增大，椎管狭窄逐渐加重，患者逐渐出现脊髓压迫的表现。

1. 上肢麻木、疼痛，一侧或双侧上肢力量减弱，手的灵活性下降，精细工作困难，严重者不能持笔、筷。上肢腱反射亢进，霍夫曼征多阳性。

2. 下肢运动及感觉障碍，双下肢无力，步态异常或行走不稳，犹如踩棉花感。躯干可有束带感。下肢腱反射亢进，踝阵挛、髌阵挛可呈阳性。严重者不能自行起坐及翻身，完全瘫痪在床。

3. 括约肌功能障碍，可有尿潴留、大小便失禁及便秘等。

4. 常有与脊髓压迫节段一致的感觉障碍平面，如感觉障碍平面高于骨化最重的相应节段支配区域时，则需注意是否同时合并颈椎的 OPLL。

六、影像学表现及诊断

1. X 线　X 线检查一般采用侧位片，大的后纵韧带骨化影在 X 线侧位片上即可发现，可见椎管内沿椎体后缘的高密度影。另外，侧位片还可用来测量骨化的侵占率。胸椎的韧带骨化由于肋骨、肩胛骨的遮挡，往往显示不清，需要 CT或 MRI 的进一步检查（图 5-29）。

2. CT　CT 作为 OPLL 诊断的"金标准"，对 X 线片以及 MRI 检查难以发现的骨化有重要意义。在 CT 上可以发现骨化韧带的 CT 值与骨的 CT 值相等，能够清晰地显示椎体后缘突向椎管内的高密度影以及椎管狭窄的程度。在横断面上可以测量骨化韧带的大小以及突入椎管的程度（图 5-30A）。重建后的矢状面能够清晰地显示

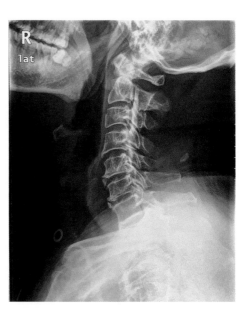

图 5-29　颈椎后纵韧带骨化（男，43 岁）
颈椎 X 线侧位片。C2—C5 椎体后缘见条状高密度影

骨化韧带在椎管内的走行及分布情况（图 5-30B），尤其是当 OPLL 累及多个椎体时，可以帮助临床医生确定减压的范围和节段，制订优化的手术方案。

3. MRI　一般在 X 线片或者 CT 扫描发现 OPLL 后，均需进行 MRI 检查。MRI 的优

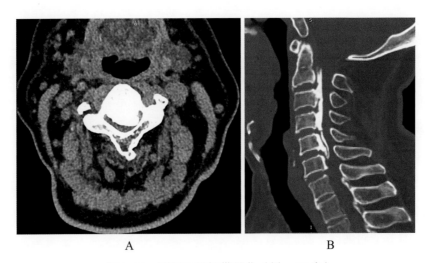

图 5-30　颈椎后纵韧带骨化（男，66 岁）

A. 颈椎 CT 横断面；B. 颈椎 CT 矢状位。C2—C6 椎体后缘条状高密度影，
C5 椎体后缘巨大骨化影突入椎管，压迫脊髓

势在于能够更好地显示脊髓病变和受压程度，而且 MRI 检查的安全性也更高，对患者无
辐射损害。T1 和 T2 加权上，突入椎管内的骨化韧带呈现低信号，可见硬膜囊外脂肪减少
及硬膜囊受压。在横断面上，可见椎体后缘呈现低信号的后纵韧带骨化影从前方压迫脊髓
及神经根，可依据此判断脊髓受压程度。矢状面上可以观察受累节段，有助于制订手术方
案和评估预后。目前，在 OPLL 诊断方面，MRI 已经基本取代了脊髓造影（图 5-31）。

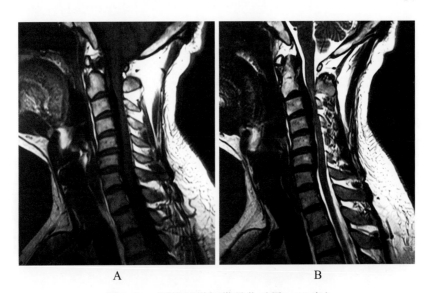

图 5-31　颈椎后纵韧带骨化（男，64 岁）

A. 颈椎 MRI T1WI；B. 颈椎 MRI T2WI。椎体后方的骨化韧带呈长 T1、短 T2 信号，脊髓严重受压

七、鉴别诊断

1. 肌萎缩侧索硬化 发病时表现为手指不灵活、力量减弱，下肢症状可以同时出现或者相对上肢症状较迟出现，通常表现为下肢痉挛性瘫痪。患者无感觉障碍，括约肌功能不受影响，有典型的神经源性肌电图改变，通过肌电图检查可帮助诊断。

2. 脊髓空洞症 病变多见于颈、胸段脊髓，属于慢性进行性脊髓变性疾病。进展缓慢，表现为节段性、分离性感觉障碍、肌无力和肌萎缩、皮肤和关节营养障碍等，常合并其他先天性畸形。晚期空洞扩展至脊髓丘脑束，可出现空洞水平以下的传导束性感觉障碍。通过 MRI 检查可明确诊断。

3. 脊髓型颈椎病 患者有上肢或下肢麻木无力、行走困难、双脚踩棉花感，胸腹部束带感，双手精细运动减弱，表现为手指不能夹东西、写字颤抖，手持物容易掉落。后期可出现大小便障碍。两者临床表现类似，可通过 MRI 检查明确诊断。

第六节　胸椎黄韧带骨化症

一、定义及基本概念

黄韧带骨化症（ossification of ligamentum flavum，OLF）是指位于椎板间或者关节囊附着处的黄韧带肥厚，并进一步骨化，导致对邻近的脊髓、神经根或血管等组织造成压迫。患者早期一般没有症状，严重时可引起下肢麻木无力、疼痛、胸腹部束带感等临床症状和体征。该病在东亚地区发病率较高，多见于 40～60 岁年龄段的人群。

二、黄韧带的结构及应用解剖

黄韧带又称弓间韧带，位于椎管内部，脊髓后方，连于相邻椎板之间，主要由黄色弹性纤维构成。其向上达第二颈椎，向下至第一骶椎，是位于椎管后方的重要稳定结构，参与椎管后壁和神经根管后外侧壁的组成。在脊柱的不同位置，黄韧带的厚度和宽度也不相同，其主要作用是增强脊柱后柱的稳定性。黄韧带骨化在旋转活动度比较大的下胸椎水平（T9—T11）和胸腰段比较常见。

三、发病原因

目前对于胸椎 OLF 的病因尚不明确。很多流行病学资料显示亚洲黄种人群的发病率较高，有一定的遗传性和种族差异，欧美白种人群的发病率很低。目前认为可能的病因有：①胸椎退行性变：为老年人群随着年龄增长发生的退变；②代谢异常：与糖尿病、微量元素（钙）代谢异常有关；③肥胖、运动损伤：肥胖患者的韧带骨化发生率也较高，附着黄韧带的负荷比较大，容易导致黄韧带受到损伤，出现炎症反应，发生黄韧带骨化；④局部的应力刺激：体力劳动者，大多数 OLF 发生在颈胸交界处、胸腰段、脊柱后凸畸形患者的后凸顶点处；⑤其他因素：由于高盐低蛋白饮食习惯导致雌激素水平过高，刺激软骨细胞生长，从而使韧带发生骨化。甲状旁腺功能低下、氟骨症、骨软化症以及全身性疾病患者韧带骨化率也会随之升高。

四、分型

TOLF 临床常用的是 Mori 分型 [32]：

A. 小型：骨化厚度 <3 mm；

B. 中型：骨化厚度 >3 mm，但小于椎管前后径的 1/4；

C. 大型：骨化厚度大于椎管前后径的 1/4；

D. 特大型：骨化厚度大于椎管前后径的 1/2；

E. 中央型：骨化位于椎板中间黄韧带最薄处，呈"蘑菇状"突向椎管（图 5-32）。

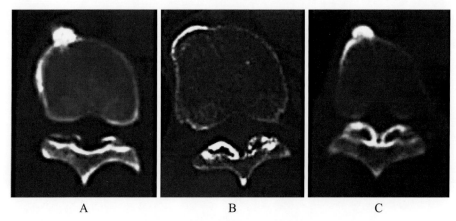

图 5-32 黄韧带骨化的 Mori 分型

A. 小型；B. 中型；C. 大型；D. 特大型；E. 中央型

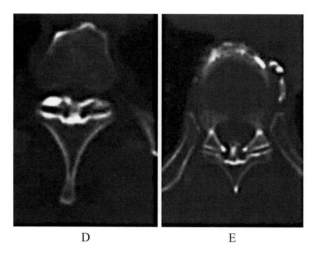

D　　　　　　　　　　E

图 5-32　黄韧带骨化的 Mori 分型（续）

　　根据其病变节段的分布特点，可以分为 3 种类型：

（1）局灶型：骨化仅局限在 2 个椎板间（图 5-33A）。

（2）连续型：骨化发生于 3 个或 3 个以上椎板间（图 5-33B）。

（3）跳跃型：局灶或连续 OLF 间断地分布于各段胸椎，之间有无骨化的节段（图 5-33C）。

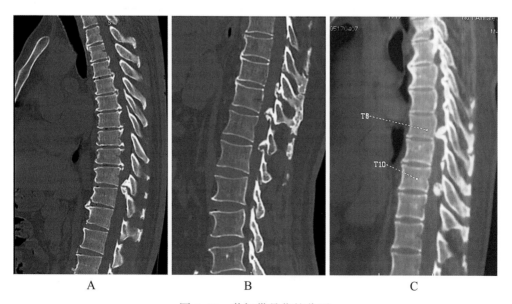

A　　　　　　　　B　　　　　　　　C

图 5-33　黄韧带骨化的分型

　　A．胸椎 CT 矢状位（局灶型）；B．胸椎 CT 矢状位（连续型）；C．胸椎 CT 矢状位（跳跃型）；D．胸椎 CT 软组织窗；E．胸椎 CT 骨窗

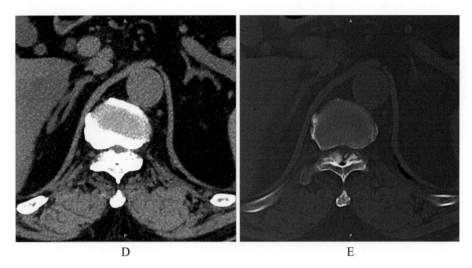

图 5-33　黄韧带骨化的分型（续）

五、临床表现

大多数胸椎 OLF 患者起病隐匿，进展比较缓慢，早期通常无任何症状，部分病例会表现为背部疼痛及背部酸胀等非特异症状，骨化严重时容易导致胸椎管狭窄、胸脊髓受压而出现脊髓功能障碍。临床表现变化多样，容易出现误诊及漏诊。典型表现为双侧或单侧下肢的上运动元神经损害，即下肢无力、沉重、踩棉花感、行走不稳等痉挛性瘫痪症状，可伴有下肢麻木无力、躯干束带感等感觉功能障碍和大小便失禁等括约肌功能障碍。体格检查可见下肢肌张力增高、腱反射活跃或者亢进，病理征阳性。当 OLF 发生于胸腰段时，由于腰膨大或脊髓圆锥受累，可以表现为下肢的上、下运动元神经损害或者广泛的下运动元神经损害。

六、影像学表现及诊断

1. X 线　通过胸椎的 X 线侧位片能够观察到胸椎或胸腰段黄韧带骨化明显的病灶，表现为椎间孔区的高密度影，其形态可以为棘状、结节状或板状（图 5-34）。

2. CT　CT 扫描是一种诊断胸椎 OLF 的理想方法，特别适用于鉴别韧带骨化和韧带退变性肥厚。胸椎 CT 轴

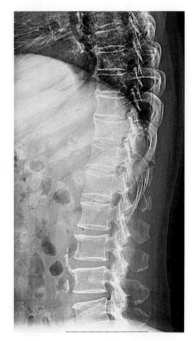

图 5-34　胸椎黄韧带骨化
（男，68 岁）

胸椎 X 线侧位片。见胸椎椎间孔区的高密度影，形态为棘状

位平扫可以清晰地显示骨化韧带的形态、大小以及内部结构，同时还可以显示椎管的形态，帮助测量椎管侵占率和椎管面积残余率，为临床诊断和制订手术方案提供参考。近年来，CT 矢状面重建能够更直观地确定胸椎 OLF 的节段、椎管形态以及各节段骨化块与椎体、椎板的位置关系。

3．MRI　MRI 也是诊断 OLF 的理想方法，其优点是视野广泛。全胸椎 MRI 平扫能够一次性将所有的病变节段显示出来，以免漏诊。同时，还可以将 OLF 的位置、骨化块的大小和形态、硬膜囊和脊髓的形态以及髓内信号清晰地显示出来，为临床诊断和治疗提供必要的信息。成熟的胸椎 OLF 在 MRI T1 和 T2 像上均呈现低信号，而不成熟的胸椎OLF 在 T2 像上则表现为与脊髓信号相比低信号、等信号或者高信号。骨化节段的 MRI影像能够显示骨化断面的形态、硬膜囊或脊髓断面的形态以及脊髓内部的信号（图5-35）。

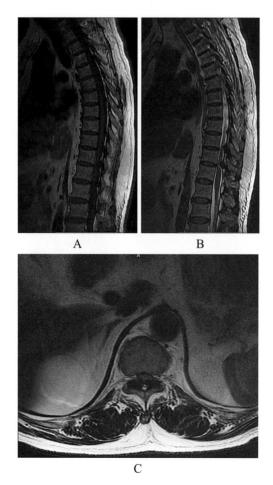

图 5-35　胸椎黄韧带骨化（男，68 岁，与图 5-34 为同一患者）

A. 胸椎 MRI T1WI 矢状位；B. 胸椎 MRI T2WI 矢状位；

C. 胸椎 MRI T2WI 横断面。多节段黄韧带骨化，压迫硬膜囊及脊髓

七、鉴别诊断

1. 脊髓型颈椎病　对于诊断为脊髓型颈椎病的患者，如果下肢症状较上肢症状更为严重，或者脊髓型颈椎病手术治疗后，患者上肢症状缓解，但下肢症状没有缓解或者表现为进行性加重的，以上两种情况均应考虑是否存在胸段脊髓的损害如胸椎 OLF，应进一步完善胸椎的 MRI 或者 CT 检查。

2. 强直性脊柱炎　强直性脊柱炎是以脊柱附着端炎症为主要病变，可以引起椎间盘纤维环及其附近结缔组织纤维化和骨化，以及关节强直的慢性炎性疾病。本病以脊柱和骶髂关节为主要病变部位，最终引起整个脊柱的纤维化和强直。本病的一个重要诊断依据是早期即可发现骶髂关节的特征性 X 线改变。患者往往有全身性骨质疏松，常合并双侧髋关节强直，最终导致脊柱发生后凸畸形。强直性脊柱炎与黄韧带骨化的区别在于：强直性脊柱炎骨化的韧带等组织一般不会对椎管内的脊髓产生压迫，无神经功能损害的症状和体征。

3. 地方性氟骨症　氟骨症又称慢性氟中毒，是指长期摄入过量氟化物引起氟中毒并累及骨组织的一种慢性侵袭性全身性骨病。该病初期表现为乳白色的牙釉质变为棕黄色，即氟斑牙，随后逐渐累及全身的骨骼即为氟骨症。骨内的氟含量可超出正常骨的氟含量 10~60 倍，导致血钙降低，常因低钙引起腰腿痛、手足抽搐或麻木等症状。骨表面可有骨赘形成以及脊柱韧带发生钙化，严重者可压迫脊髓或神经根，出现肢体麻木、感觉减退、肌力下降及躯干束带感，严重者可伴有截瘫。实验室检查可见尿氟、血氟升高。X 线和 CT 检查可见脊柱呈竹节样改变，以胸椎及胸腰段明显，椎体附件密度增高、骨质增生、韧带骨化，可伴有骨性椎管狭窄。

4. 弥漫性特发性骨肥厚（diffuse idiopathic skeletal hyperostosis，DISH）　主要累及脊柱尤其是颈椎，特征是大量表浅的不规则椎体前和侧缘骨质增生、相互间融合，并可形成椎体前方的广泛肥厚骨块，又称为强直性骨肥厚或 Forestier 病。本病起病隐袭、缓慢，症状轻微，早期一般无特殊不适，常见于中老年男性。肌腱、韧带与骨的附着部位发生肌腱末端炎可引起疼痛。如椎体前方骨赘增大，可能会对吞咽功能产生影响，造成吞咽困难甚至呼吸困难。本病的一个显著特点是临床症状常较 X 线片表现轻。本病主要依靠影像学诊断，最常用的检查是脊柱的 X 线后前位和侧位片。对疑有椎管狭窄者可行 CT 检查，MRI 可发现韧带骨化前的韧带肥厚。

DISH 的 X 线片的诊断标准为：①至少连续 4 个椎体的前外侧面出现钙化或骨化，伴或不伴明显的赘生物；②椎间隙存在，缺乏典型的退行性椎间盘疾病的改变；③无关节突关节的骨强直或侵袭硬化，或骶髂关节的骨性融合。

第七节　椎间盘源性腰痛

一、定义及基本概念

椎间盘源性腰痛（discogenic low back pain）是指椎间盘发生变性后刺激到椎间盘内部的痛觉感受器从而引发的慢性腰痛。往往不伴有根性症状，反复发作，久坐或久站后腰部疼痛加重，同时还常常伴有腹股沟区、臀部、累及大腿前方的牵涉痛等一系列临床症状。有研究认为在慢性腰痛患者中，椎间盘源性腰痛约占 40%，属于最常见的类型。

二、椎间盘的神经支配

椎间盘的主要神经支配是窦椎神经，纤维环、椎间盘后部、硬膜以及后纵韧带都受窦椎神经所支配。椎间盘的前部和前纵韧带则受灰交通支的分支所支配。

三、发病原因

1. 椎间盘退变　年龄增长以及环境因素均可加速椎间盘的退变，减弱其对压力的吸收和分散能力，使椎间盘容易出现损伤。

2. 损伤　损伤的持续积累也是主要因素之一，损伤可以使椎间盘内部结构发生紊乱或纤维环撕裂。

3. 化学刺激　化学刺激被认为是除了机械损伤外引起椎间盘源性腰痛的主要原因。

4. 肥胖、吸烟　肥胖容易增加椎间隙的机械负荷，加快了椎间盘退变的速度。有研究表明，烟草中的尼古丁会限制椎间盘内部组织的氧化，抑制其自身的修复能力，进而导致椎间盘提前发生退变。

5. 遗传　遗传作为椎间盘退变的重要因素，已经发现某些基因可能对椎间盘的退变发挥重要作用。

四、分型（依据椎间盘造影术分类）

1. 纤维环源性腰痛（internal annular disruption，IAD）　由纤维环撕裂引起的腰痛（图 5-36A）。

2. 终板源性腰痛（internal endplate disruption，IED）　由终板损伤引起的腰痛（图 5-36B）。

临床上这两种类型要通过椎间盘造影来鉴别，造影操作过程、放射状撕裂方式和疼痛反应的判定完全一致。在造影剂注射过程中，造影剂要么通过放射状的纤维环撕裂流向椎间盘外方，要么通过放射状的终板撕裂流向椎体，两者都可诱发患者平日的腰痛症状。

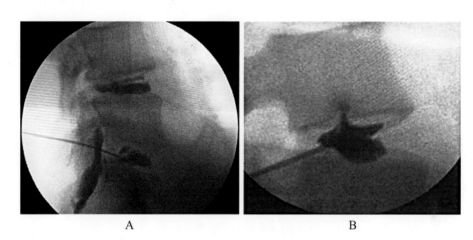

图 5-36　椎间盘源性腰痛

A. 纤维环源性腰痛，椎间盘造影时，造影剂渗漏进入椎管[33]；B. 终板源性腰痛，椎间盘造影时，造影剂通过裂隙流至破损的终板[34]

五、临床表现

椎间盘源性腰痛患者主要表现为下腰部疼痛，有时也可以累及腰骶部、臀部和下肢。疼痛多在日间出现且持续存在，休息后可缓解，久站、久坐或弯腰时疼痛加重。患者坐位时的耐受性往往下降，坐位时会导致疼痛加剧，坐位仅能维持 15 分钟左右。

六、影像学表现及诊断

1. X 线　对慢性腰痛的患者通常会首先进行 X 线检查，包括正侧位、过伸过屈位以及双斜位片，了解是否有椎间隙狭窄或腰椎失稳的征象。椎间盘源性腰痛的 X 线片表现为椎间隙变窄（椎间盘高度丢失）、椎体前后缘骨赘形成，严重者可见椎间隙有"真空现象"或者"气像征"。此外，X 线片还可以排除其他可能引起腰痛的疾病，如腰椎滑脱、峡部裂、椎体压缩性骨折或者其他一些肿瘤性、感染性疾病。

2. CT　CT 图像可清晰地显示椎体前后缘有无骨赘形成，椎间盘有无突出以及是否压迫硬脊膜囊及神经根等。

3. MRI　MRI 对于慢性腰痛患者的诊断意义很大，能够将椎间盘的退变程度清晰地显示出来，如"黑间盘"（T2 像上呈现低信号）、纤维环后方高信号区（high intensity zone，HIZ）等征象，也可以显示终板的 Modic 改变。有研究表明椎间盘源性腰痛与 HIZ、Modic 改变有一定的关系。值得注意的是，影像学上有 HIZ 或 Modic 改变时，并不代表临床表现一定有椎间盘源性腰痛的症状。当看到 HIZ 区时，不仅要关注 T2 像，还要关注 T1 像。因为只有在局限性 T2 高信号、T1 较低或等信号（single-HIZ）才能代表纤维环发生破裂并伴有肉芽组织长入。此时，HIZ 对于诊断椎间盘源性腰痛具有指导意义（图 5-37）。

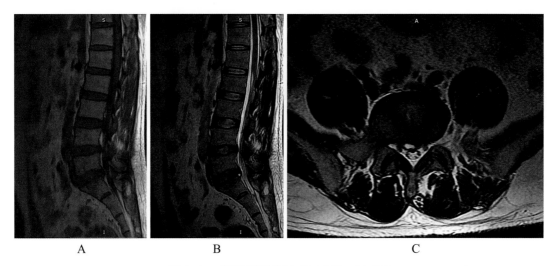

图 5-37　腰椎黑间盘与 HIZ（男，35 岁）

A. MRI T1WI 矢状位；B. MRI T2WI 矢状位；C. MRI T2WI 横断面。L4—L5、L5—S1 椎间盘为长 T1、短 T2 的黑间盘；L5—S1 椎间盘纤维环的后方可见点状的 T2 HIZ 高信号区

4. 椎间盘造影　相较于上述影像学检查而言，椎间盘造影用于诊断椎间盘源性腰痛的敏感性和特异性更高，是该病诊断的金标准。进行椎间盘造影诱发试验时，椎间盘造影显示纤维环破裂，造影剂由髓核漏出至纤维环外 1/3 或硬膜外腔。推注造影剂时诱发患者产生腰痛，则为试验阳性。提示该节段很可能是椎间盘源性腰痛的主要责任间盘，对进一步的治疗具有指导意义（图 5-38）。

椎间盘造影术的适应证：①符合椎间盘源性腰痛临床表现的患者；②特异性腰痛原因已经被排除，如骨质疏松、腰椎滑脱、椎间盘突出、强直性脊柱炎、椎管狭窄、先天性畸形等；③ MRI 检查提示存在异常改变的椎间隙（黑间盘、Modic 改变以及 HIZ）；④已经存在轻度腰椎间盘突出，以腰痛为主要症状，并且 MRI 图像上显示有异常改变的椎间隙。

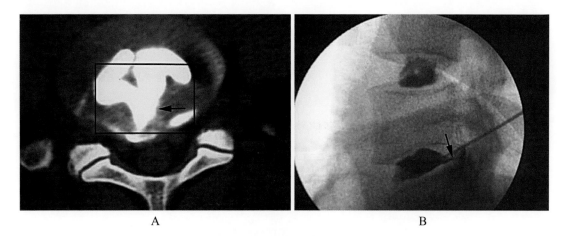

图 5-38 椎间盘源性腰痛

A. 椎间盘造影 CT 平扫，显示纤维环撕裂；B. 椎间盘造影 X 线片，造影剂由髓核渗漏至硬膜外腔，诱发患者产生腰痛[35]

七、鉴别诊断

1. 腰椎间盘突出症 腰椎间盘突出症的患者除腰痛外，还常常合并有下肢的放射痛，可沿坐骨神经或股神经向下放射，并伴有相应区域的感觉障碍。CT 和 MRI 可以清晰地显示突出的椎间盘。

2. 腰椎滑脱或峡部裂 主要表现为腰痛，滑脱比较严重时常合并有神经根症状。X线侧位片或动力位片可见腰椎滑脱或峡部裂。

3. 腰肌劳损 又称功能性腰痛、腰肌筋膜炎，是腰部肌肉及其附着点筋膜的慢性损伤性炎症，是腰痛最常见的原因之一。主要表现为腰部或腰骶部的酸痛、胀痛，反复发作。腰痛特点为劳累时加重，休息时减轻，适当活动或改变体位时减轻，活动过度后又加重。腰部多有压痛点，一般位于肌肉起止点或肌肉骨骼附着点，有时痛点不明确，呈弥漫性。X 线片、CT 和 MRI 多无阳性发现。

第六章

脊柱畸形

人类脊柱的发育始于妊娠的第 17 天。在脊柱发育的过程中,脊柱的形态会发生巨大的变化,目前将脊柱在冠状位、矢状位或轴向位偏离正常位置或发生形态上的异常称为脊柱畸形。出生前或胚胎时期就已经决定了许多脊柱畸形的发生,这类畸形称为先天性脊柱畸形;部分畸形是在出生后,某些外在因素的影响下导致脊柱出现畸形,如退变性脊柱畸形;还有一些病因目前尚不明确的畸形,称为特发性脊柱畸形。无论何种脊柱畸形,影像学都发挥了重要的作用。它不仅能为临床诊断提供依据,还能够帮助临床医生制订更合理和全面的治疗方案。

第一节　退变性脊柱畸形

一、定义及基本概念

退变性脊柱畸形(degenerative spinal deformity)是一种在脊柱发育成熟之后发生的病理畸形。这种畸形主要表现为成人退变性脊柱侧凸(adult degenerative scoliosis,ADS),在中老年人群中较为常见。成人退变性脊柱侧凸是在排除其他器质性病变(如肿瘤、结核、先天畸形等)的情况下,脊柱出现侧弯且 Cobb 角 >10° 的一种疾病。流行病学调查数据显示,成人退变性脊柱侧凸的平均发病年龄为 70.5 岁,而在 50 岁以上的人群中,发病率约为 8%。ADS 多发生在负重较大的腰椎,可导致疼痛、活动受限,有时合并神经压迫症状,严重影响患者的生活质量。随着全球人口老龄化进程的不断加剧,退变性脊柱侧凸的临床发病率逐年增加,目前已成为严重影响中老年人健康的疾病之一。

二、应用解剖

尽管 ADS 的发病机制尚未完全阐明,但目前研究多认为,它与椎间盘的退变和非对称性的病理性改变密切相关。在 ADS 的发病过程中,椎间盘起了关键作用。长期受到机械性应力影响，椎间盘可发生解剖结构和理化性质的改变，如椎间盘高度降低、髓核脱水、韧带松弛、黏蛋白减少及酶降解增加等。这些改变可能最终导致椎间盘发生退变。椎间盘退变可进一步引发椎间关节和关节突关节的非对称性病理性改变，这被认为是 ADS 发病的关键因素。非对称性病理性改变可能导致新生骨质和关节结构的不对称性发展，最终使脊柱发生弯曲和畸形。在这个过程中，脊柱的形态、位置和稳定性会受到影响，可以导致椎体、椎弓根和椎间关节出现滑移、旋转或脱位等病理性变化。

三、分型

基于影像学参数、临床症状以及脊柱的总体平衡等因素，目前有关成人脊柱侧凸畸形的分型主要有 Aebi 分型 [36]、Schwabs 分型 [37-38]、脊柱侧凸研究学会（Scoliosis Research Society，SRS）分型 [39]、SRS-Schwab 分型 [40]、冠状面失平衡分型 [41-43]、Lenke-Silva 分型 [44]、微创脊柱畸形手术（MISDEF）分型 [45-46] 等。

四、临床表现

ADS 患者常因疼痛就诊。对于有临床症状的患者，最常见的伴随症状为间歇性跛行，是由于退变和侧凸畸形共同导致的腰椎椎管狭窄所致。神经根受压可出现相应节段的根性症状；生理曲度及节段稳定性的破坏可导致腰痛等症状；侧凸压迫邻近脏器，可出现相应的症状；如压迫食管或气管，可出现吞咽困难、呼吸不畅等，严重者可影响心、肺功能。

五、影像学表现

ADS 的诊断主要依据脊柱全长 X 线正、侧位片，CT 和 MRI 可辅助诊断。脊柱全长 X 线正、侧位片为首选检查，正位片 Cobb 角 >10° 即可确诊。Bending 像可用于预测脊柱的柔韧度并帮助分型。CT 和 MRI 可以为 ADS 的诊断和治疗提供更多信息。CT 可清晰地显示椎间盘突出、椎间隙变窄以及关节突关节增生的情况。MRI 则能够准确地评估椎管狭窄程度和受累脊髓及神经根的情况。对于无症状的退变性脊柱侧凸患者，一般不需要特殊处理，但定期的影像学随访评估对判断侧凸的进展非常重要。

1. Schwab 分型、SRS 分型和 SRS-Schwab 分型　上述分型都是基于影像学参数的 SRS/Schwab 分型系统。2006 年 F. Schwab 等提出了成人脊柱畸形的分型系统。该分型主要依据顶椎位置、腰椎前凸、椎体滑移程度三项影像学参数，按照顶椎位置的不同分为 5 种弯曲类型；按 T12—S1 矢状面 Cobb 角大小的不同，将腰前凸修正型分为三型；同样，根据冠状面或矢状面椎体间的最大滑移，将滑移修正型分为三型。该分型系统的不足之处在于，仅仅根据影像学参数进行划分，未纳入临床症状等因素，对手术方案的制订缺乏足够的指导价值。

脊柱侧凸研究学会（Scoliosis Research Society，SRS）参考了青少年特发性脊柱侧凸的 King 分型和 Lenke 分型，根据站立位全脊柱冠状面和矢状面提出了成人脊柱侧凸的 X 线片分型系统，包括增加第 7 种主弯类型（原发性矢状面畸形）、区域性矢状面修正型（上胸椎、主胸椎、胸腰椎和腰椎）、腰椎退变性修正型（退行性椎间盘疾病、滑移和交界性腰骶弯）和整体平衡修正型（矢状面和冠状面）。

随着临床对成人脊柱畸形患者骨盆参数与其临床症状高度相关性的关注，越来越多的学者认为应该在成人脊柱畸形的临床治疗中纳入骨盆参数的评估。随后，F. Schwab 等提出了 SRS-Schwab 分型，认为对成人脊柱畸形进行分型时应将矢状面垂直轴、骨盆倾斜角、骨盆入射角等相关参数与腰椎前凸角的关系等脊柱骨盆参数考虑在内，删减与患者生活质量无显著相关性的椎体滑移修正参数，同时加入与患者临床症状关系密切的脊柱骨盆矢状面参数。无论是 Schwab 分型、SRS 分型抑或 SRS-Schwab 分型，其分型均较为烦琐复杂，限制了其在临床上的实际应用。

2. Lenke-Silva 分型　2010 年，F. E. Silva 等综合患者的临床症状（神经根性症状、腰痛）、影像学表现（侧弯角度、前方骨赘、侧方滑移、是否存在腰椎后凸及脊柱整体平衡）提出了成人退变性脊柱侧凸的 6 级干预治疗策略：单纯减压（Ⅰ级）、减压 + 后路短节段固定融合（Ⅱ级）、短节段固定 + 侧弯矫形（Ⅲ级）、减压 + 前后路固定融合（Ⅳ级）、固定融合延伸至胸椎（Ⅴ级）、对特定节段进行截骨矫形（Ⅵ级）（表 6-1）。该分型首次将患者的临床症状、影像学参数及脊柱整体平衡综合评价，对退变性脊柱侧凸患者的临床手术方案的制订具有重要价值，在临床上有广泛的应用。

表 6-1　Lenke-Silva 分型

临床症状、体征及影像学特征	保守治疗	Ⅰ级	Ⅱ级	Ⅲ级	Ⅳ级	Ⅴ级	Ⅵ级
跛行及根性症状	轻度	+	+	+	+	+	+
后背痛	轻度	+	+	+	+	+	+
椎体前缘骨赘	+	+	-	-	-	-	-
滑移（>2 mm）	-	-	-	+	+	+	+
Cobb角（>30°）	-	-	-	+	+	+	+
腰椎后凸	-	-	-	-	+	+	+
脊柱失衡	-	-	-	-	-	+	++

*注："+"表示阳性或存在，"-"表示阴性或无

3. 冠状面失平衡分型 2009 年邱勇等综合考虑退变性脊柱侧凸患者躯干倾斜与主弯侧凸的关系以及术后腰痛是否缓解等因素，提出了冠状面失平衡分型系统。根据术前站立位全脊柱 X 线正位片冠状面失衡情况，将患者分为 A、B、C 三型。A 型：C7 铅垂线（C7 plumb line，C7PL）偏距骶骨中垂线（center sacral vertical line，CSVL）<3 cm；B 型：C7PL 偏向腰椎主弯凹侧>3 cm；C 型：C7PL 偏向腰椎主弯凸侧>3 cm。由此用来指导临床上患者截骨矫形策略的选择以及评估截骨术后发生冠状面失衡的风险。

六、鉴别诊断

1. 青少年特发性脊柱侧凸（adolescent idiopathic scoliosis，AIS） 根据年龄进行鉴别，ADS 主要发生在成年人，尤其是老年人，而 AIS 主要发生在青少年。此外，ADS 的 X 线片表现为椎间隙变窄、关节突关节增生等退行性改变，而 AIS 的 X 线片无这些特征。

2. 先天性脊柱侧凸 先天性脊柱侧凸的 X 线片常表现为椎体的畸形（如半椎体、楔形椎、蝴蝶椎等），而 ADS 则主要表现为退行性改变。

3. 代偿性脊柱侧凸 多见于腰椎间盘突出的患者，为髓核刺激神经根时机体产生的强迫体位。髓核位于神经根肩部时，腰椎凸向患侧；髓核位于神经根腋部时，腰椎凸向健侧（图 6-1）。

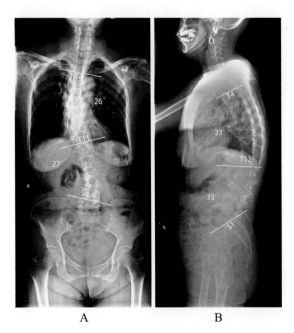

图 6-1 腰椎退变性侧凸（女，62 岁）

A. 脊柱全长 X 线正位片；B. 脊柱全长 X 线侧位片。胸弯 Cobb 角为 26°，腰弯 Cobb 角为 27°，胸椎后凸角为 23°，腰椎前凸角为 33°

第二节　先天性脊柱畸形

一、定义及基本概念

先天性脊柱畸形是指在胎儿发育时，脊柱在形成过程中出现的结构异常或缺陷。这种情况可能涉及脊柱的任何部分。目前，先天性脊柱畸形的发病机制尚不完全清楚，可能与胚胎发育异常有关。

二、应用解剖

体节是由胚胎时期的轴旁中胚层细胞发育而来，继而分化为不同的组织，包括骨节、皮节和肌节。其中，骨节是脊柱发育过程中最为重要的部分。在间充质阶段，骨节内的间充质细胞分为三个区，一个区将脊索包围起来，是脊柱和纤维环的前体；一个区将神经管包围，日后形成椎弓；一个区的细胞在体壁内，与脊柱外的组织有关。目前认为，椎体是由邻近的两个骨节"再分节"后融合而成，即每个骨节分裂为头侧半和尾侧半。头侧半细胞松散，尾侧半细胞密集。尾侧半部分细胞向上迁移，形成椎间盘的纤维环部分，并包绕脊索，剩下的部分与下一骨节的头侧半细胞融合，发育成为椎体。间充质阶段是椎体形成过程中最容易出现异常的阶段。第 6～7 周时椎体两侧出现软骨化中心，融合后形成软骨性椎体，即脊柱软骨化阶段。第 8 周以后，椎体出现三个初级骨化中心：中央一个、每侧的椎弓各有一个，此时椎体进入原始骨化阶段。第 9 周后，血管从前后方侵入中枢，椎体进入继发骨化阶段，形成棘突等结构。

三、分型

先天性脊柱畸形可分为两种基本类型：形成异常和分节异常。还有一些其他类型的畸形较为少见，目前具体的病因尚不明确。

四、临床表现

由于椎体变异的情况和类型各不相同，临床表现可多种多样。例如，半椎体可导致脊柱发生侧凸或后凸，可影响邻近脏器的功能；蝴蝶椎和脊柱裂往往多无临床症状。

五、影像学表现及诊断

脊柱畸形的诊断首选相应部位的 X 线片，对于复杂或难以确认的病变可行 CT 及三维重建检查。MRI 有助于了解神经系统的损害。

1. 半椎体　半椎体属于脊柱形成异常，可能是由于软骨化阶段时缺少一个软骨化中心导致，可分为侧向半椎体和后侧半椎体（图 6-2）。

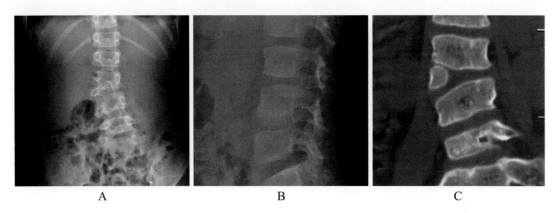

图 6-2　半椎体畸形（女，3 岁）

A、B. 腰椎 X 线正、侧位片；C. CT 冠状位。L3 椎体右侧可见椎弓根及部分未发育完全的椎体，左侧缺如

2. 裂椎畸形　裂椎畸形属于椎体形成异常。矢状裂畸形可能是由于软骨化阶段时，椎体两侧软骨中心未完全融合导致。冠状裂畸形可能是由于骨化阶段时，脊索区域未完全骨化导致（图 6-3）。

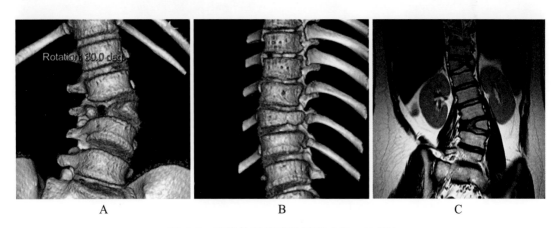

图 6-3　半椎体和蝴蝶椎畸形（男，10 岁）

A. 腰椎 CT 三维重建；B. 胸椎 CT 三维重建；C. MRI T2WI。L3 一侧发育异常，形成侧方半椎体；T11 椎体两侧未完全融合，状如蝴蝶，又称"蝴蝶椎"

3. 先天性椎体融合　又称椎体"分节不良"，属于脊柱分节异常。可能由于在脊柱发育过程中，椎体间叶组织不发生椎间盘或软骨化直至骨化，形成椎体间融合（图 6-4）。

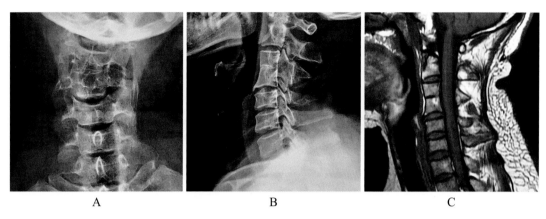

图 6-4　颈椎分节不良（男，45 岁）

A、B. 颈椎 X 线正、侧位片；C. 颈椎 MRI T1WI。C3—C4 椎间盘发育不完全，椎体发生融合

4. 其他畸形

（1）寰椎变异（图 6-5、图 6-6）：寰椎在发育过程中出现与正常椎体形态上的不同，并无椎体功能上的异常，称为寰椎变异（图 6-5、图 6-6）。

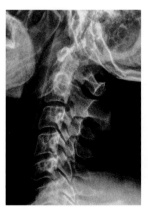

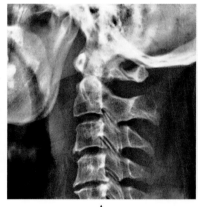

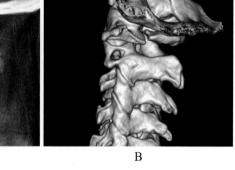

图 6-5　颈椎 X 线侧位片。寰椎后弓上缘可见椎动脉沟环（男，57 岁）

图 6-6　寰椎后弓未融合（女，60 岁）

A. 颈椎 X 线侧位片；B. 颈椎 CT 三维重建。寰椎后弓未完全融合

（2）游离齿状突（图 6-7）：齿状突游离小骨在影像学上形状规则，多呈圆形或椭圆形，边缘光滑。此类患者多无外伤史，需要与齿状突骨折鉴别（图 6-7）。

（3）脊柱裂（图 6-8）：又称椎管闭合不全，是胚胎发育过程中椎管闭合不全导致，目前病因尚不明确（图 6-8）。

（4）脊髓栓系综合征：脊髓栓系是指由多种脊髓先天性发育异常导致的一系列临床综

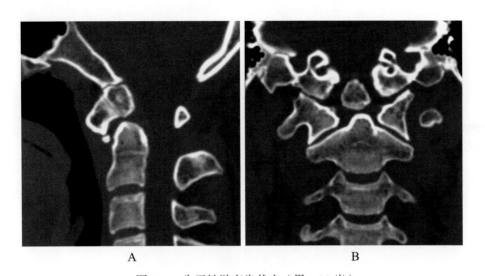

图 6-7　先天性游离齿状突（男，20 岁）

A. 颈椎 CT 矢状位；B. 颈椎 CT 冠状位。枢椎齿状突游离，断端完整、光滑

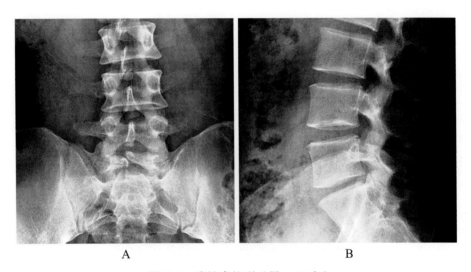

图 6-8　隐性脊柱裂（男，21 岁）

A. 腰椎 X 线正位片；B. 腰椎 X 线侧位片。S1 两侧椎板未融合，相应节段棘突较小，有时可缺如

合征。可能在发育的过程中，由于椎管的生长速度大于脊髓，各种原因导致脊髓下端不能正常上升，低于正常位置，出现脊髓栓系综合征（图 6-9）。

（5）脊髓纵裂：在胚胎时期，由于脊髓或者椎管发育畸形，使脊髓分裂为左右两部分，称为脊髓纵裂（图 6-10）。

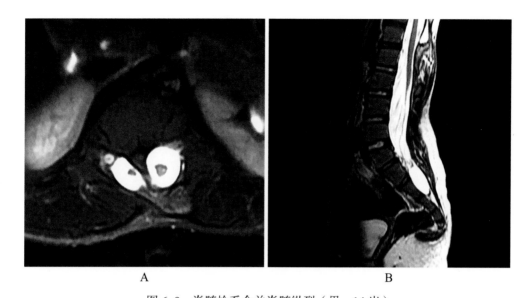

A   B

图 6-9　脊髓栓系合并脊髓纵裂（男，14 岁）

A. MRI T2WI 横断面；B. MRI T2WI 矢状位。脊髓圆锥位于 L1-L2 水平，脊髓被
分隔为左右两部分

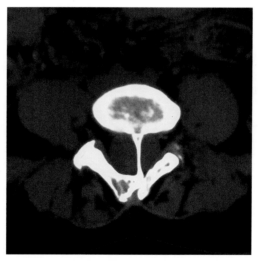

图 6-10　腰椎 CT 软组织窗横断面。脊髓纵
裂，纵裂的脊髓之间有一骨性分隔（男，4 岁）

六、超声在胎儿脊柱脊髓疾病中的应用

超声是一种无创、无辐射的影像检查技术，目前广泛应用于评估胎儿的脊柱和脊髓
的发育和结构（图 6-11、图 6-12）。对于胎儿脊柱脊髓疾病的早期筛查，超声可以帮助
检测是否存在结构异常或其他发育异常（图 6-13）。例如，它可以用于检测脊柱裂、脊
髓膨出、椎体发育异常等疾病，还可以评估胎儿脊髓的位置、形态和功能（图 6-14 至

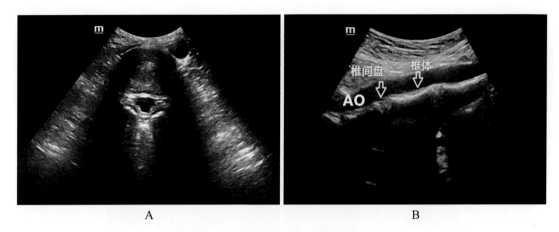

图 6-11　二维超声显示正常成人脊柱

A. 椎间盘横断面，可见前方为低回声的正常椎间盘，后方为强回声的棘突和横突，椎管横断面为近似三角形，其内为近似无回声的脊髓；B. 脊柱纵切面，前方可见腹主动脉

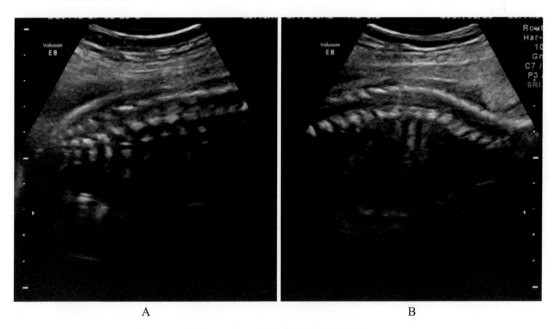

图 6-12　二维超声显示胎儿脊柱

A 为腰骶段，B 为颈胸段，显示正常脊柱双侧后骨化中心呈串珠样，排列整齐，腰段稍膨大，骶尾段逐渐合拢

图 6-17）。在诊断过程中，超声可以帮助医生诊断胎儿脊柱脊髓疾病的类型和严重程度，并可以提供详细的图像信息，以便医生进行准确的诊断和评估。此外，超声还可以通过定期随访观察疾病的变化，监测疾病的进展，并根据需要采取适当的措施或制订后续治疗方案。

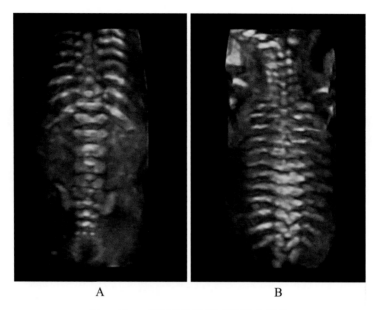

图 6-13 三维超声显示正常胎儿脊柱

A 为腰骶段；B 为颈胸段，相比图 6-12，可见胎儿脊柱的显示更加立体、全面和客观。除了脊柱的形态外，还可以显示相连的部分肋骨和髂骨

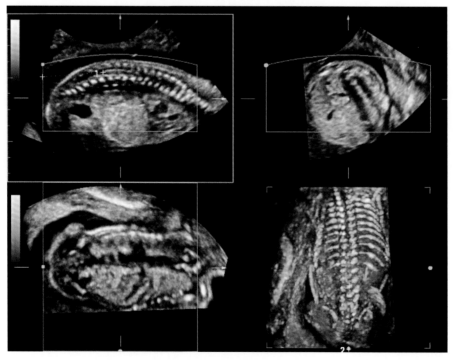

图 6-14 正常孕中期胎儿脊柱三维超声成像及脊髓圆锥定位，前三幅分别为脊柱的三个正交平面二维图像，第四幅为三维成像。第一幅脊柱纵切时用"+"标记脊髓圆锥，三维图像可以显示圆锥位于定位 L2—3

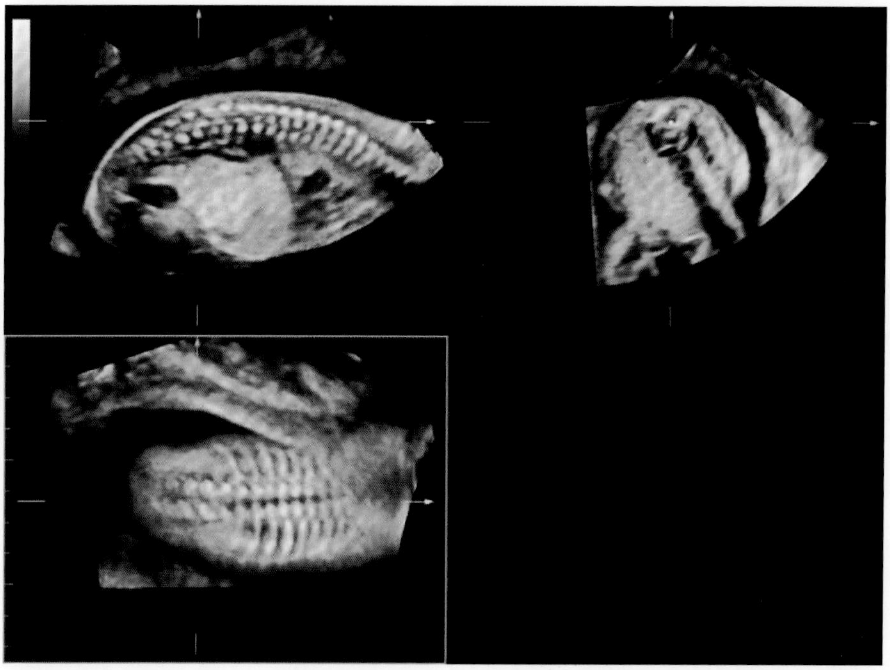

图 6-15 三平面超声技术显示正常孕中期的胎儿脊柱及椎体

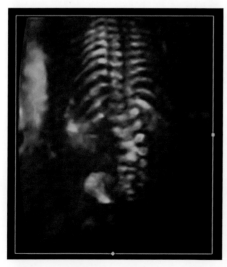

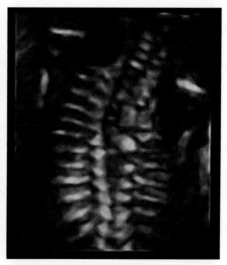

图 6-16 胎儿脊柱三维成像，可见一侧骨化中心部分缺失，考虑为腰椎半椎体畸形伴脊柱侧凸

图 6-17 胎儿脊柱三维成像，可见一侧胸椎排列紊乱，数目及形态异常，考虑胸椎发育不良伴脊柱侧凸

近年来，三维超声技术的应用使临床医生能够获取更为详细和准确的胎儿脊柱脊髓图像，并且能够获得更加直观、精准的脊髓圆锥定位。传统的二维超声图像可能存在一些角度限制和图像失真，对操作者的依赖性也比较大，而三维超声则能够提供更全面、准确、客观的结构信息，有助于更精确地诊断胎儿脊柱脊髓疾病（图6-18、图6-19）。

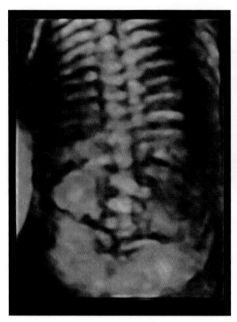 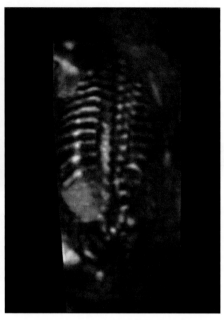

图6-18 胎儿脊柱三维成像，可见腰骶段椎体数目明显减少，排列及形态异常。该胎儿同时伴有双侧小腿肌肉发育不良，诊断为胎儿骶尾发育不良综合征

图6-19 胎儿脊柱三维成像，为另一例胎儿骶尾发育不良综合征，同样可见腰骶段椎体数目减少，排列及形态异常，检查中发现伴有单侧小腿肌肉发育不良

综上所述，超声在胎儿脊柱脊髓疾病中发挥着重要的作用，能够帮助医生进行早期筛查、诊断和监测，以便提供适当的治疗和干预措施。

第三节　特发性脊柱侧凸

一、定义及基本概念

脊柱侧凸（scoliosis）又称脊柱侧弯，是指脊柱的某些节段在冠状面上向侧方弯曲，往往还同时伴有脊柱的旋转或矢状面的前（后）凸等三维畸形。在排除其他病理因素后，不明原因的脊柱侧凸称为特发性脊柱侧凸（idiopathic scoliosis，IS），约占所有脊柱侧凸的 80%，多见于女性。根据发病的年龄可分为婴儿型（0～3 岁）、少儿型（3～10 岁）和青少年型（10～18 岁）。其中青少年型特发性脊柱侧凸（adolescent idiopathic scoliosis，AIS）的发病率最高。对于特发性脊柱侧凸在青少年期发病、畸形在成年期进展的情况，应诊断为成人特发性脊柱侧凸（adult idiopathic scoliosis，AIS）。国际脊柱侧凸研究学会（Scoliosis Research Society，SRS）对脊柱侧凸的定义及诊断标准是在站立位 X 线平片上，应用 Cobb 法在脊柱冠状面测量的 Cobb 角 > 10°。

二、应用解剖

新生儿的脊柱存在胸椎后凸和骶骨后凸，这两个弯曲可以最大限度地增大胸腔和盆腔的容量。婴儿出生后 3 个月，抬头向前看时，开始形成永久性的颈前凸，以保持头在躯干上的平衡。在生后 18 个月学习走路时，又出现了腰前凸，使身体适应直立行走。最终脊柱出现了人类所特有的 4 个矢状面弯曲：两个原发后凸和两个继发前凸。颈椎前凸，角数为 20°～40°，顶点为 C4；胸椎后凸，角数为 30°～50°，顶点为 T8；腰椎前凸，角数为 30°～50°，顶点为 L3。

正常的脊柱在冠状面近似一条直线，不应有任何弯曲，棘突连线处于椎体中线上，两侧椎弓根的位置距离中线距离相等。在横断面上，上下椎体一一对应，无旋转。脊柱侧凸的患者通常会发生上述关系的改变。正确测量脊柱侧凸，进行脊柱侧凸的分型和手术都需要涉及以下基本概念：

1. 骶骨中垂线（center sacral vertical line，CSVL）　站立位冠状面 X 线平片上，经过骶 1 上缘的中点做垂直于水平地面向上的垂线。CSVL 是分析脊柱侧凸最重要的一条线，对特发性脊柱侧凸的分型和手术方案的制订都至关重要。

2. C7 铅垂线（C7 plumb line，C7PL）　站立位冠状面 X 线平片上，经 C7 椎体中点做垂直于水平地面向下的垂线。C7PL 与 CSVL 的位置关系用来定义冠状面是否有失平衡。当 C7PL 偏移 CSVL 左侧或右侧的垂直距离超过 2 cm 时，即为冠状面失平衡。

3. 端椎（end vertebra，EV）　指冠状面全长片上所有椎体中倾斜角度最大的上下两个椎体。如出现两个椎体平行，上端椎选择两个平行椎体中的头侧椎体，下端椎选择两个平行椎体中的尾侧椎体。沿上端椎的上终板和下端椎的下终板各画一条直线，两线的夹角或者其垂直线的交角，即为 Cobb 角。

4. 顶椎（apex vertebra，AV）　为整个弯曲范围内距离 CSVL 最远、最水平、旋转程度最大、楔形变最明显的椎体。AV 也可以是椎间盘。在冠状面全长片上做 CSVL 的平行线，缓慢靠近侧凸的脊柱，最先触碰的椎体或椎间盘即为 AV。SRS 还对胸弯、腰弯及胸腰弯的顶椎做出了定义：胸弯为顶椎处于 T2 至 T11—T12 的椎间盘，腰弯为 T12—L1，胸腰弯为 L1—L2 的椎间盘至 L4。

5. 中立椎（neutral vertebra，NV） 为主胸弯下方第一个没有旋转或旋转程度最小、椎弓根对称或相对最对称的椎体。

6. 稳定椎（stable vertebra，SV） 为主胸弯下方第一个被 CSVL 平分或最接近平分的椎体。如最先平分的是椎间盘，那么 SV 为该椎间盘下方的第一个椎体。

7. 最后触及椎（last touch vertebra，LTV） 主胸弯下方 CSVL 最后触碰的椎体。

8. 最后实质性触及椎（last substantially touched vertebra，LSTV） 主胸弯下方 CSVL 最后触碰椎体的部位在椎弓根处，该椎体称为最后实质性触及椎。

9. Bending 像（左右侧屈位）X 线片 脊柱侧凸患者术前需要拍摄仰卧位的左右侧屈位 X 线片，以确定畸形的柔韧性和制订手术方案。

10. 主弯（major curve） 脊柱侧凸中 Cobb 角最大的弯称为主弯。主弯一定是结构弯，无论其 Bending 像是否大于 25°。

11. 结构性弯（structural curve）和非结构性弯（non-structural curve） 主弯确定后，其上下代偿弯在 Bending 像 ≥25° 时称为结构性弯，<25° 时称为非结构性弯。

三、分型

脊柱侧凸目前常用的分型有三种：King 分型、Lenke 分型及协和分型（PUMC 分型）（具体见后述）。

四、临床表现

临床表现主要以外观形态改变为主，患者早期可无明显症状，不易发现。随着脊柱的发育，畸形可越来越明显。患者出现身高较同龄人矮，两侧视线不齐，肩部高低不平，一侧胸廓隆起，另一侧胸廓塌陷，形如剃刀，又称"剃刀背"。如压迫脊髓或脊神经，可继发相应的神经症状。严重的胸椎侧凸尤其早发性的侧凸可严重影响胸廓和肺的发育。患者肺功能差，潮气量不足，严重者可出现呼吸困难等症状，部分患者可死于肺心病。

Adam 弯曲试验（Adam bend test）是临床上对脊柱侧凸既简单、又实用的检查方法。脊柱侧凸对 Adam 弯曲试验非常敏感。检查方法：患者双足并拢站立，双膝伸直，躯干自腰部开始向前弯曲直至背部达到水平面。检查者站在患者背后观察脊柱变化（图 6-20）。

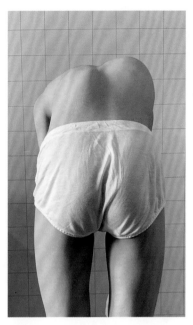

图 6-20　脊柱 Adam 弯曲试验
（女，13 岁）

五、影像学表现及诊断

目前，对于脊柱侧凸的诊断首选的影像学检查是站立位下拍摄的脊柱全长 X 线正、侧位片。现在大部分 X 线片的成片方式是通过节段性拍摄后利用计算机软件互相拼接而成，新型的 EOS X 射线影像采集系统通过一次拍摄即可成像，具有速度快、辐射少的优点。CT 及 CT 三维重建能够更好地反映脊柱的局部细节，对 X 线片显示不清的部位可有良好的补充作用。MRI 对脊髓及软组织的病变显示得更为清楚，可反映脊髓有无畸形、脊髓的压迫程度、周围的水肿信号及软组织的病变等，但其对骨性病变的显示不如 CT。

典型 AIS 的主要诊断依据为：①青少年期正常的孩子，尤其是女孩。②脊柱未见先天性发育异常的椎体。③神经系统检查无异常。④右侧胸弯，顶椎在 T8、T9 或 T10。⑤胸椎平背畸形，即矢状面 T5—T12<10°。⑥患者可能有明显的胸廓倾斜，但整体的冠状位和矢状位的平衡尚好。⑦骨盆无明显的倾斜。如果骨盆有明显倾斜，首先要排除其他原因导致的脊柱侧凸，特别是需要检查双下肢是否等长。与典型的 AIS 相比，有一些 AIS 表现为非典型性，如：①左胸弯。②胸椎过度后凸，矢状面 T5—T12>40°。③顶椎过高，在 T6 或 T6 以上。④可疑有神经功能不全的症状或体征。

脊柱侧凸的准确测量和脊柱生长潜能的评估对于治疗和手术方式的选择至关重要（表 6-2）。下面列举一些常用的评估方法和临床分型。

表 6-2　特发性脊柱侧凸的治疗原则

Cobb 角	Risser 征 0 级 月经前	Risser 征 1~2 级 月经<1.5~2 年	Risser 征 3~5 级 月经>2 年
<25°	观察	观察	观察
25°~45°	支具	支具	观察
>45°~50°	手术	手术	手术

1. Cobb 角的测量　①Cobb 法：首先确定上下两个端椎，沿上端椎的上终板和下端椎的下终板各画一条直线，两线的夹角或者其垂直线的交角即为 Cobb 角。Cobb 角＞10°即可诊断脊柱侧凸（图 6-21）。②Ferguson 法：较少用，常用于轻度脊柱侧凸（＜50°），Cobb 角为上下端椎中心与顶椎中心连线的交角。需要注意的是，Cobb 角的测量存在3°~5°的个体测量误差。

2. 椎体旋转的评估　Nash-Moe 是临床上测量脊柱侧凸椎体旋转最常用的方法（图 6-22）。它是通过观察和测量 X 线正位片中椎体凸侧和凹侧椎弓根的位置变化来评估椎体的旋转程度，共分为 5 级[47]：

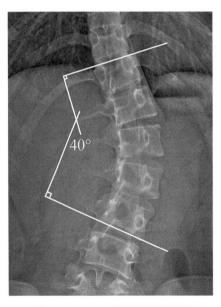

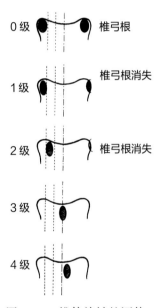

图 6-21　Cobb 角的测量方法　　　　图 6-22　椎体旋转的评估

0 级：双侧椎弓根对称，椎体无旋转。

1 级：凸侧椎弓根开始向椎体中线偏移，凹侧椎弓根与椎体凹侧缘重叠。

2 级：凸侧椎弓根移至椎体中线与凸侧缘之间 2/3 处，凹侧椎弓根正在消失。

3 级：凸侧椎弓根移至椎体中线处，凹侧椎弓根完全消失。

4 级：凸侧椎弓根移位超过椎体中线，凹侧椎弓根完全消失。

3. 冠状面平衡　冠状面平衡（coronal balance）是指 C7 铅垂线（C7PL）和骶骨中垂线（CSVL）的相对关系。C7PL 位于 CSVL 右侧时为正值，位于 CSVL 左侧时为负值。当 C7PL 偏移 CSVL 左侧或右侧的垂直距离超过 2 cm 时，即为冠状面失平衡。

4. 矢状面平衡　矢状面平衡（sagittal balance）为 C7 铅垂线（C7PL）和骶 1 后上角

垂线的相对关系，通常用脊柱矢状位轴（SVA）来表示。在站立位矢状面 X 线平片上，测量 C7PL 与经过 S1 后上角垂线的垂直距离称为 SVA。C7PL 位于 S1 后方时为负值，位于 S1 前方时为正值。当 SVA 超过 4 cm 时，定义为矢状面失平衡。

5. 矢状面角度的测量　矢状面角度的测量分为 4 个节段：上胸段（T2—T5）、胸段（T5—T12）、胸腰段（T10—L2）和腰段（T12—S1）。正常情况下，上胸段（T2—T5）的后凸角度应小于 20°，胸段（T5—T12）后凸角度的范围为 10°～40°，胸腰段（T10—L2）为 0°，腰椎前凸约为 60°（30°～70°）。矢状面 T5—T12≤10° 称为胸椎平背畸形，是诊断 AIS 的重要指标之一，T5—T12>40° 称为胸椎过度后凸畸形。L. G. Lenke 认为上胸段后凸≥20° 时，往往提示上胸弯为结构性弯。

6. 柔软指数的测量　柔软指数的意义在于预测脊柱的柔韧性并有助于对侧凸进行分型。柔软指数（flexible index）=（站立位 Cobb 角 -Bending 像 Cobb 角）/ 站立位 Cobb 角。小于 25° 时，则认为脊柱侧凸的柔韧度较差，比较僵硬。此指数也用于 King 分型。

7. Risser 征分级　髂骨骨化的骨骺首先出现于髂前上棘处，然后逐步向髂后上峰延伸，最终与髂骨翼融合（图 6-23）。将髂前上棘至髂后上棘分为 4 等份。

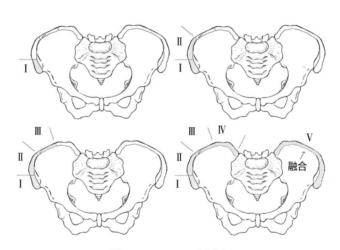

图 6-23　Risser 征分级

Risser 征 0 级：尚未出现骨骺骨化。

Risser 征 1 级：髂骨翼前 1/4 出现骨化。

Risser 征 2 级：髂骨翼前 1/2 出现骨化。

Risser 征 3 级：髂骨翼前 3/4 出现骨化。

Risser 征 4 级：整个髂骨翼出现骨化，但未与髂骨融合。

Risser 征 5 级：骨骺骨化并与髂骨翼完全融合。

8. 脊柱生长潜能评估　正常情况下，脊柱的生长潜能可以促进脊柱的正常生长。但当脊柱出现畸形时，巨大的生长潜能会使得脊柱畸形进展加重。0~5岁是脊柱的第一个生长高峰期。5~10岁脊柱生长进入相对静止期。10~18岁脊柱进入第二个生长高峰期。青少年特发性脊柱侧凸（AIS）正是处在脊柱的第二个生长高峰期。特发性脊柱侧凸患者畸形的进展与脊柱生长发育密切相关。脊柱生长的潜能越大，脊柱侧凸进展的可能性就越大。进入成熟期以后，脊柱侧凸的进展会逐渐减慢甚至停止。临床上常用的评估脊柱生长潜能的指标有性别、年龄、骨盆三角软骨、Risser征和女性月经初潮时间。

（1）性别：女性的脊柱快速生长期在10~14岁，男性较迟，要到13~16岁。

（2）年龄：是判断脊柱生长潜能的直接指标。通常，女性在10~14岁、男性在13~16岁脊柱处于快速生长期，18岁达到成熟期。

（3）骨盆三角软骨（triradiate cartilage，TRC）：TRC有三种状态，即开放、正在闭合和完全闭合。一般情况下，TRC在10岁之前都是开放的。所以，TRC由开放过渡到完全闭合预示着青少年期的开始，也预示着脊柱生长高峰期即将到来。

（4）Risser征：Risser征0、1和2级（或3级）往往提示脊柱处于快速生长期，脊柱尚有巨大的生长潜能。Risser征4级提示脊柱开始进入成熟期。Risser征5级提示脊柱处于成熟期，畸形可能不再进展。

（5）女性月经初潮时间：一般来说，女性月经初潮以前和月经初潮后1.5~2年都提示脊柱处于快速生长期，侧凸有很大的进展危险性。月经初潮2年以上，脊柱生长进入成熟期。

9. King分型　King等根据顶椎的位置、侧凸的部位和严重程度、柔韧度等将其分为5型[48]。

Ⅰ型：胸弯和腰弯均超过CSVL，站立位上腰弯大于胸弯，柔韧度为负值（即胸弯柔韧度大于腰弯）；或站立位胸弯大于腰弯，但Bending位上胸弯的柔韧度大于腰弯。

Ⅱ型：胸弯和腰弯均超过CSVL，胸弯大于腰弯，柔韧度为正值。

Ⅲ型：单胸弯，其中腰弯代偿不超过CSVL，即所谓的悬垂型（overhang）。

Ⅳ型：长胸弯，L5被CSVL平分，但L4倾斜进入长胸弯内。

Ⅴ型：双胸弯，T1向上胸弯凸侧倾斜；在Bending像上，上胸弯为结构性侧凸。

10. Lenke分型　尽管King分型得到了广泛的应用，但因其分型较少，缺乏系统性，因此Lenke提出了新的分型，包括侧凸类型（1~6型），腰弯修正A、B、C型，矢状面胸弯修正型（–、N、+）（图6-24）。

Lenke率先做出定义：脊柱侧凸中Cobb角最大的弯称为主弯。主弯一定是结构性

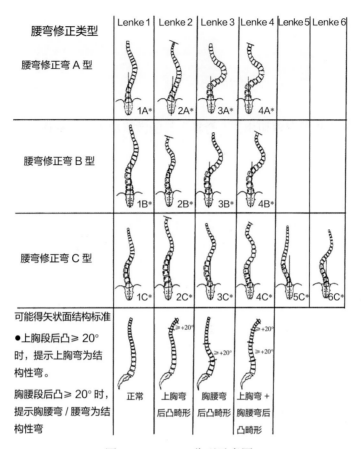

图 6-24　Lenke 分型示意图

*T5—T12 矢状位修正：－，N，＋。－：＜10°；N：10°～40°；＋：＞40°

弯，无论其 Bending 像是否大于 25°。主弯确定后，其上下的代偿弯在 Bending 像≥25°时称为结构性弯，＜25° 时称为非结构性弯。

特发性脊柱侧凸根据其顶椎的部位分为胸弯（顶椎在 T2 与 T11—12 椎间盘之间）、胸腰弯（顶椎在 T12 椎体、T12—L1 椎间盘或 L1 椎体）和腰弯（顶椎在 L1—2 椎间盘与 L4 椎体之间）。胸弯又可分为上胸弯和主胸弯。

（1）侧凸类型：

Lenke 1：单胸弯，发生率约为 40%（图 6-25）。

Lenke 2：双胸弯，发生率约为 18%（图 6-26）。

Lenke 3：胸腰双主弯，胸弯 Cobb 角大于腰弯，发生率约为 18%（图 6-27）。

Lenke 4：三主弯，发生率约为 3%。

Lenke 5：单纯胸腰弯或者腰弯，发生率约为 18%（图 6-28）。

Lenke 6：胸腰双主弯，腰弯 Cobb 角大于胸弯，发生率约为 3%（图 6-29）。

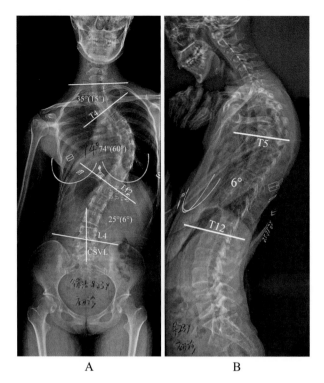

图 6-25　Lenke 1A 型（女，23 岁）

A．X 线正位片；B．X 线侧位片。结构性弯为单胸弯，腰弯修正弯为 A 型，胸弯修正型为平背型（－型），分型为 Lenke 1A 型

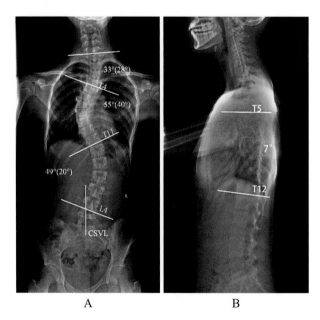

图 6-26　Lenke 2A 型（女，13 岁）

A．X 线正位片；B．X 线侧位片。结构性弯为双胸弯，腰弯修正弯为 A 型，胸弯修正型为平背型（－型），分型为 Lenke 2A 型

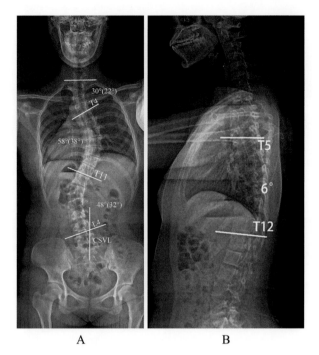

图 6-27　Lenke 3C 型（女，17 岁）

A．X 线正位片；B．X 线侧位片。结构性弯为胸腰双弯，腰弯修正弯为 C 型，胸弯修正型为平背型（－型），分型为 Lenke 3C 型

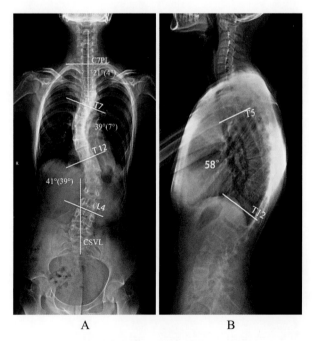

图 6-28　Lenke 5A 型（女，15 岁）

A．X 线正位片；B．X 线侧位片。结构性弯为腰弯，腰弯修正弯为 A 型，胸弯修正型为过度后凸型（＋型），分型为 Lenke 5A 型

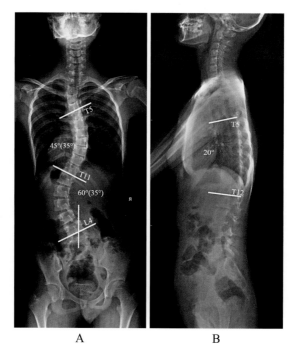

图 6-29 Lenke 6C 型（女，12 岁）

A．X 线正位片；B．X 线侧位片。结构性弯为胸腰双弯，腰弯修正弯为 C 型，胸弯
修正型为平背型（－型），分型为 Lenke 6C 型

（2）腰弯修正弯的确定：对于胸弯是结构性主弯而腰弯是非结构性弯的 AIS，判断腰
弯的修正是非常重要的。

a．确定腰弯的顶椎：腰弯中最水平且偏离 CSVL 最远的椎体或椎间盘。

b．画出 CSVL，如 CSVL 位于腰弯顶椎的左右椎弓根之间，称为腰弯修正弯 A 型；
如 CSVL 位于腰弯顶椎的凹侧椎弓根的内侧缘与凹侧椎体外侧缘之间，称为腰弯修正弯 B
型；如 CSVL 未触及腰弯顶椎，称为腰弯修正弯 C 型。

（3）矢状面胸弯修正型的确定：根据矢状面胸椎（T5—T12）的后凸特点确定了 3 种
胸弯修正型。胸椎正常后凸（N 型，T5—T12 在 10°～40°）、平背（－型，T5—T12<10°）、
过度后凸（＋型，T5—T12>40°）。

通过上述三步即可完成 Lenke 分型[49]。

六、鉴别诊断

1．功能性脊柱侧凸　通常由于姿势不良、运动习惯或某些其他部位的病变导致脊柱
出现代偿性的侧凸，脊柱本身无畸形。功能性的脊柱侧凸通常角度较小，通过矫正常常可
以恢复正常。在站立位脊柱全长 X 线片上 Cobb 角可以大于 25°，但 Bending 像上一般小于

25°。如果对长时间的功能性脊柱侧凸不进行干预，最后可能会发展成结构性的脊柱侧凸。

2. 先天性脊柱侧凸 先天性脊柱侧凸常由脊柱先天的结构畸形引起，这种异常可能在胚胎时期就已经存在。此类患者可见脊柱的畸形如半椎体、蝴蝶椎、分节不良等。通过X线正、侧位片可发现有脊柱畸形而导致脊柱发生侧凸即可明确诊断。有些隐匿部位的脊柱畸形有时候需要 CT 扫描加三维重建来确诊。

3. 退变性脊柱侧凸 为成年后发生的脊柱侧凸，其发病的始动病理因素为椎间盘和关节突的退变，多继发于退行性改变、骨质疏松或椎管狭窄症广泛椎板切除术后。侧凸畸形主要位于腰椎或胸腰段，多见于 45 ~ 50 岁以上的老年人，尤其是长期从事重体力劳动者。根据病史和影像学表现多可明确诊断。退变性脊柱侧凸有别于成人特发性侧凸（adult idiopathic scoliosis，AIS），其为进入成年期的青少年特发性脊柱侧凸，有时应加以区别。

第四节 休门氏病

一、定义及基本概念

休门氏病（Scheuermann disease）又称青少年后凸畸形（juvenile kyphosis），是青少年发生脊柱后凸最常见的原因，好发于胸椎和腰椎，发病率为 0.4% ~ 8%，男性略多于女性。休门氏病的发病机制目前尚不完全清楚，通常具有一定的遗传性，可能与发育过程中的终板异常有关。

二、分型

休门氏病有两种常见类型。典型的休门氏病仅发生于胸椎，是最常见的类型。发生于胸腰段和腰段的被称为非典型性休门氏病。

三、临床表现

典型休门氏病以脊柱后凸畸形为主要表现，部分患者可有不明显的腰背部疼痛。非典型性休门氏病常见于重体力劳动者，以不明原因的下腰痛为主要表现，畸形常不明显。

四、影像学表现及诊断

休门氏病的诊断首选胸、腰椎 X 线正、侧位片。根据 Sorenson 标准，典型休门氏病诊断包括：胸椎后凸超过45°；连续3个及以上的椎体出现大于5°的椎体楔形变；可伴有椎间隙狭窄、终板变性和许莫氏结节。非典型性休门氏病常无明显的后凸畸形，可有部分椎体楔形变，但椎体有明显的终板变性和许莫氏结节（图6-30）。

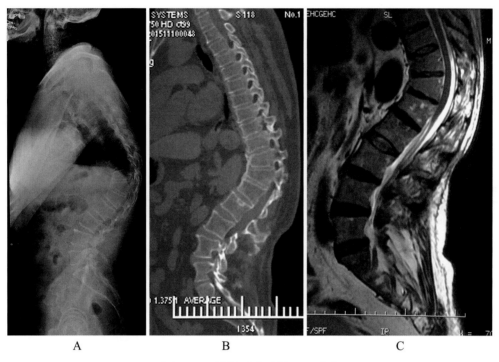

图6-30 休门氏病（男，24岁）

A. 脊柱全长X线侧位片；B. CT矢状位；C. MRI T2WI。多个连续椎体出现楔形变，楔变大于5°，脊柱出现后凸畸形

过伸过屈位片可以帮助鉴别诊断。通常休门氏病在过伸过屈位上无明显改善。CT及三维重建可辅助疾病的诊断。

MRI对手术具有指导意义，能够观察椎管内脊髓及神经根的受压情况，任何有神经症状的患者都应进行MRI检查。

五、鉴别诊断

姿势性后凸：姿势性后凸通常出现在特定的体位下，比如前屈或站立时，躺平时会消失。而休门氏病是一种脊柱的结构异常，导致脊柱后凸畸形，通常不会因为改变体位而消失。在影像学上，姿势性后凸往往椎体不会发生变性，而休门氏病往往可出现椎体的楔形变和终板变性。

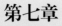

第七章

脊柱的特异性和非特异性感染

脊柱的感染性疾病（infectious diseases of spine，IDS）是指由不同病原微生物引起的脊柱不同部位（如椎间盘、椎体、附件、小关节或邻近的椎旁组织等）的一系列感染性疾病，占全身骨骼肌肉系统感染的 2%~7%。根据病原体的类型和患者机体免疫反应的情况，IDS 经典的分类法可分为两种类型：特异性感染和非特异性感染。特异性感染又称肉芽肿性感染，主要包括脊柱结核（spinal tuberculosis，STB）、布鲁氏杆菌性脊柱炎（Brucellosis spondylitis，BS）、真菌性脊柱炎（fungal spondylitis，FS）及寄生虫病性脊柱炎等。非特异性感染，即化脓性脊柱炎（pyogenic spondylitis，PS）。

第一节　脊柱特异性感染

脊柱特异性感染（spinal specific infection，SSI）又称肉芽肿性感染，是指由结核或非结核分枝杆菌、真菌及寄生虫感染所致的脊柱感染性病变。SSI 可在各年龄段发病，尤其好发于青、中年男性，病情通常比较隐匿，严重者可引起病理性骨折、脊柱畸形、神经功能损害、瘫痪甚至死亡。SSI 的发病率通常较低，占全身骨骼肌肉系统感染的 2%~5%。由于寄生虫（如血吸虫、棘球蚴等）感染引起的脊柱感染性疾病临床上较为罕见，本章不做重点介绍。

脊柱结核

1. 定义及基本概念　脊柱结核（spinal tuberculosis，STB）多由肺结核继发而来，约占所有骨与关节结核的 50%。主要累及活动较多、负重较大的椎体，其中成人以腰椎多见，儿童以胸椎多见。病变多累及椎体，附件结核少见，仅占 1%~2%。结核分枝杆菌感染引起的脊柱结核在 SSI 中最为常见。

2. 发病原因　STB 多由其他部位的结核血行播散而来，其中以呼吸和泌尿系统较为常见，也可见于其他部位的结核病灶，结核分枝杆菌为最常见的病原体。

3．分型

（1）中心型：多见于 10 岁以下儿童，胸椎最为常见，一般只侵犯一个椎体，病情进展较快。

（2）边缘型：多见于成人，腰椎最为常见，病变多局限于椎体的上下缘，以椎间盘破坏为特征，引起椎间隙狭窄。

（3）韧带下型：较少见，往往无椎间盘的破坏。

（4）附件型：病变累及附件，更少见。

4．临床表现　患者既往多有结核病史，往往伴有午后低热、盗汗、疲乏、消瘦、食欲减退等全身症状。局部症状可见腰背部疼痛和活动受限，患者拾物实验多为阳性。病程中后期可在腹股沟、髂窝、腰三角处触及寒性脓肿。10%～50% 的患者会出现神经损害的表现，如下肢麻木无力、瘫痪和括约肌功能障碍等，后期可见脊柱后凸畸形。

5．影像学表现与诊断

（1）X 线：X 线检查可明确结核病灶的部位、累及范围、有无脓肿和死骨形成等，可表现为椎体骨质疏松、椎间隙变窄、骨密度增高、寒性脓肿形成和继发脊柱后凸畸形等，但 X 线对于早期病变的诊断价值有限。不同类型的 STB 表现不同。①中心型（椎体型）：多见于 10 岁以下儿童，主要侵犯胸椎，可见椎体骨质疏松，椎体可见虫蚀样破坏，椎间隙常无明显改变。②边缘型（椎间型）：多见于成人，主要侵犯腰椎，胸椎次之，多首先累及并破坏椎体前上或下缘骨质，接着侵犯椎体和椎间盘。表现为进行性加重的椎间隙狭窄和椎体终板破坏，并可同时侵犯相邻两个椎体。③韧带下型（椎旁型）：较少见，主要侵犯胸椎和椎旁韧带，椎体旁寒性脓肿形成，椎体前缘骨质破坏，但多无椎间盘破坏。④附件型：更少见，主要侵犯脊柱的附件结构，表现为附件区的骨质破坏（图 7-1）。

（2）CT：CT 检查对于骨质破坏、病理性骨折、死骨、椎体塌陷、椎旁脓肿等显示均优于 X 线检查，同时，对于病变的位置、大小、微小钙化灶，及其与周围组织器官、血管的关系也优于 X 线检查。但 CT 对肉芽组织和脓肿的区分效果不明显，有时对于鉴别 STB 和脊柱肿瘤效果较差（图 7-2）。

（3）MRI：MRI 对于软组织成像具有较高的高分辨率，具有早期诊断价值，在炎性浸润阶段即可显示异常信号。因此，临床上怀疑是 STB 时，MRI 常作为首选的检查方式。MRI 能清楚地显示 STB 受累椎体、椎间盘破坏、椎旁软组织脓肿和脊髓神经有无受压等。破坏的椎体和椎间盘 T1WI 呈较低信号，T2WI 呈混杂高信号，增强扫描多不均匀强化。对于椎旁软组织脓肿和肉芽肿，T1WI 呈低信号，T2WI 呈混杂高信号，增强扫描可均匀、不均匀强化，但脓肿壁薄且均匀强化（图 7-3）。

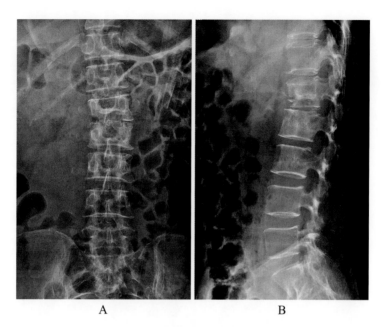

图 7-1　脊柱结核伴腰大肌脓肿（女，57 岁）

A. 腰椎 X 线正位片；B. 腰椎 X 线侧位片。L1、2、3 椎体见斑片状虫蚀样破坏，L1—L2 椎间隙狭窄，两侧腰大肌影膨隆

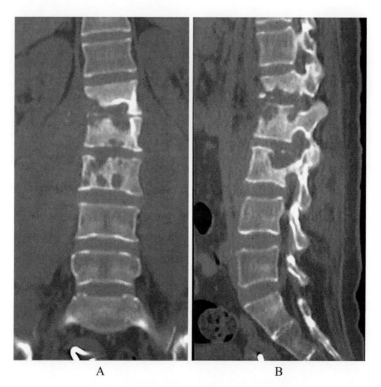

图 7-2　脊柱结核伴腰大肌脓肿（女，57 岁）

A. 腰椎 CT 冠状位；B. 腰椎 CT 矢状位。L1、2、3 椎体骨质密度不均，见不规则虫蚀样低密度破坏影，周围见散在点片状致密影，L1—L2 椎间隙消失，双侧腰大肌明显肿胀

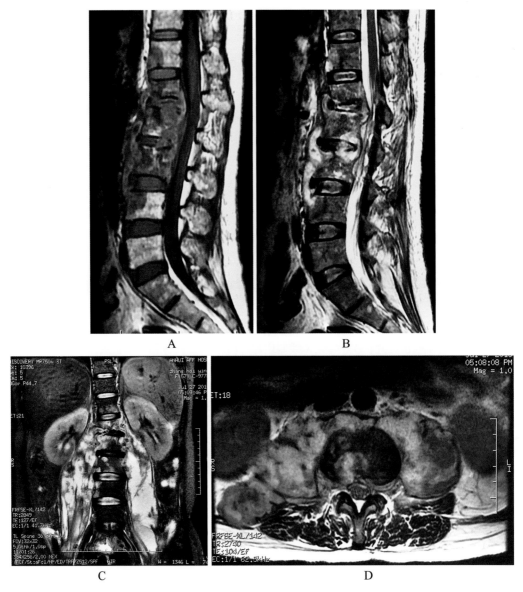

图 7-3　脊柱结核伴腰大肌脓肿（女，57 岁，与图 7-1、7-2 为同一患者）

A．MRI T1WI 矢状位；B．MRI T2WI 矢状位；C．MRI T2WI 冠状位；D．MRI
T2WI 横断面。L1、L2、L3、L4 椎体和椎间盘内见条片状 T1WI 较低信号，T2WI
混杂高信号，双侧腰大肌明显肿胀，椎旁软组织及腰大肌内见多发片状高信号影，
向下达髂窝

（4）超声：超声检查由于骨性结构的限制，不如 X 线，但其优势在于可用来探查深
部寒性脓肿的位置和大小。其在超声下表现为液性暗区，也可在超声引导下行寒性脓肿穿
刺抽液，有助于病理诊断或局部注入抗结核药物进行治疗（图 7-4）。

（5）放射性核素扫描：FDG-PET 融合显像往往能够发现比 CT 更多的结核病灶，能

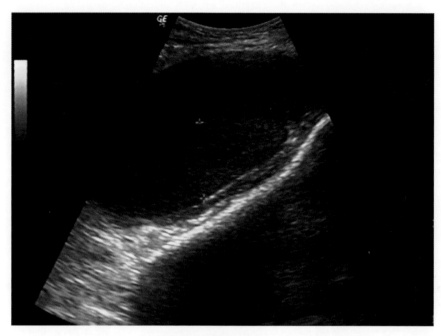

图 7-4　脊柱结核伴寒性脓肿（男，47 岁）

超声见髂窝内囊性包块，壁厚，内透声差

够清晰地显示椎体的受累范围、椎间盘有无累及、脊髓受压情况及椎旁脓肿的范围等。病灶对 FDG 的摄取常表现为环形放射性浓聚，最大标准摄取值（SUVmax）一般呈中等至明显升高，而椎旁脓肿则表现为放射性"冷区"。FDG-PET 在评估病情程度、指导活检定位及治疗后随访评估中具有一定的价值[50]。SPECT 骨显像对脊柱结核的诊断特点是灵敏度高，早期诊断具有很大优势，通常比 X 线和 CT 诊断要早 3~6 个月。图像表现为受累椎体的放射性分布异常浓聚，联合 CT 融合显像能显著提高诊断价值[51]。放射性核素扫骨描类似 MRI，也可以显示早期病灶，表现为核素聚集的热区，但部分放射性核素如镓 67、锝 99 等缺乏特异性，故放射性核素骨扫描常常需结合其他检查做出综合判断（图 7-5）。

6. 鉴别诊断

（1）脊柱肿瘤：多见于老年人，常累及多个椎体，根据原发肿瘤类型，可为溶骨性破坏或成骨性破坏，多呈跳跃性骨质破坏。STB 多破坏椎体前缘，呈连续性骨质破坏。X 线、CT 及 MRI 等影像学检查可见椎体骨质破坏，椎间盘及椎间隙正常，一般无椎旁软组织影。

（2）强直性脊柱炎：多见于青壮年男性，以骶髂关节受累最为常见。X 线显示脊柱呈"竹节样"改变，一般无骨质破坏和死骨形成。

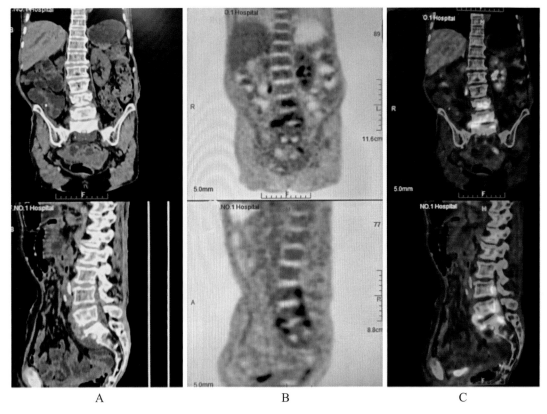

图 7-5　腰椎结核（男，59 岁）

A. CT 图像；B. PET 图像；C. PET/CT 融合图像。L4、L5 及 S1 椎体旁冷脓肿，
内见少许游离死骨，L5—S1 椎间隙变窄，PET 图像显示 FDG 代谢异常升高

（3）化脓性脊柱炎：患者多有高热、寒战、疼痛等表现，病情及影像学表现进展较快。增强 MRI 可见较厚的环状强化脓肿壁和脊柱旁边界不清的混杂信号，脊柱结核则显示为较薄的环状强化脓肿壁和脊柱旁边界清楚的异常信号。

（4）腰椎间盘突出症：一般无全身症状，多表现为神经根受压的症状，如下肢疼痛、麻木。X 线片无骨质破坏，CT 和 MRI 检查可见椎间盘突出压迫硬膜囊或神经根。

（5）退行性脊柱关节病：多见于老年人，多由轻微外伤或骨质疏松引起，无全身症状。X 线片可见椎体楔形压缩，椎间隙狭窄，但无骨质破坏表现。

（6）布鲁氏菌性脊柱炎：多有牧区接触史，常表现为间歇性波浪热。X 线片可见骨硬化和椎间隙狭窄。CT 检查时，STB 患者的骨质破坏程度常较布鲁氏菌性脊柱炎明显，常见死骨、椎旁及腰大肌脓肿形成。

第二节　布鲁氏菌性脊柱炎

1. 定义及基本概念　布鲁氏菌性脊柱炎（Brucellosis spondylitis，BS）是由布鲁氏菌引起的人畜共患性的传染性疾病，多见于中青年，发病率较低，主要发生在牧区有牛羊接触史的人群。该菌主要影响神经肌肉系统，脊柱是最常见的感染部位，主要累及腰椎，其次是胸椎。

2. 发病原因　布鲁氏菌病的传染源主要为病畜，常见的有羊、牛和猪，犬较少见，其中以羊最为常见。羊型布鲁氏菌病的致病率最高。病菌多存在于病畜的组织、乳汁、分泌物、排泄物、羊水及胎盘中。病菌可在直接接触后经皮肤黏膜侵入，也可因使用未消毒病畜的乳制品经口进入，还可经呼吸道、性器官黏膜侵入而感染。进入体内的病菌通过血液循环到达脊柱进而引起脊柱炎。

3. 分型　BS 的影像学分型可分为 Ⅰ～Ⅴ型。Ⅰ型：椎体炎型；Ⅱ型：椎间盘炎型；Ⅲ型：骨膜炎型；Ⅳ型：椎旁脓肿或腰大肌脓肿型；Ⅴ型：脊髓神经型[52]。

4. 临床表现　根据临床症状出现的时限分为急性期（病程<3 个月）、亚急性期（病程 3～12 个月）、慢性期（病程 ≥ 12 个月）。BS 症状多表现为三联征：腰背部疼痛、发热和椎间隙及椎体感染。其中，局部腰背痛是 BS 最早和最常见的症状。疼痛在静息时存在，活动时加重，查体可发现病变椎体处压痛、叩击痛及脊柱活动受限。发热多表现为波浪热，汗液较为黏稠，发热时腰背部疼痛可明显加重。当病变侵及神经根时可有下肢神经损害的症状，有时可伴淋巴结或肝、脾大。

5. 影像学表现及诊断

（1）X 线：BS 早期 X 线片无特异性表现，部分患者表现为受累椎体密度增高，但其关节面一般无骨质破坏。在发病 2 个月甚至更长时间，X 线检查才能观察到椎体边缘骨质硬化、增生性骨刺或骨桥形成，呈典型的"鸟嘴征"。同时，可有椎体边缘骨质破坏，呈不均匀虫蚀状或锯齿状外观，较大的病变呈岛屿状。另外，也可伴有关节面破坏和椎间小关节间隙变窄（图 7-6）。

（2）CT：BS 的椎体骨质破坏多位于邻近两个椎体的上下缘，其中边缘型骨质破坏最常见，病变部位在 CT 上多表现为低密度类圆形或小片状破坏灶，病变边缘可见硬化边。早期的骨质破坏表现为较小的骨质疏松灶，数周后病变逐渐增大，呈"虫蚀样"改变，一般无死骨形成。慢性期病变椎体可有明显增生硬化，椎体密度增高，可伴骨赘形成，少数患者可有轻度楔形变，但一般无椎体压缩。晚期椎体边缘骨质增生形成骨刺，部分患者可见骨桥形成。BS 特征性的表现就是骨破坏区域可见反应性新生骨形成，新生骨赘加上其

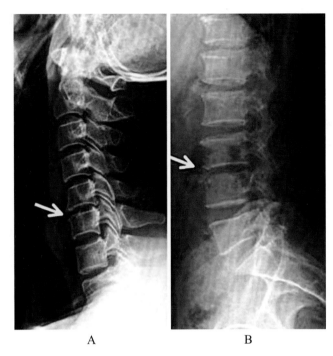

图 7-6　布鲁氏菌性脊柱炎

A. 颈椎 X 线侧位片；B. 腰椎 X 线侧位片。C5 椎体前下缘呈"鸟嘴样"改变，椎间隙轻度变窄。L3 椎体前下缘、L4 椎体前上缘之间骨赘形成，呈"鸟嘴样"改变，椎间隙轻度变窄 [53]

间的小破坏灶构成"花边椎"表现。椎间盘破坏多伴随椎体骨质破坏，可伴有椎间隙狭窄、终板增生和硬化。当病变侵及韧带时，主要表现为前纵韧带和棘间韧带的钙化。椎间小关节可表现为小关节边缘虫蚀样骨质破坏，关节面不规则破坏，关节间隙变窄，最终形成关节骨性强直（图 7-7）。

（3）MRI：MRI 对早期 BS 较为敏感，能早期发现其局部病变，病变部位呈明显均匀强化，常作为早期 BS 的首选检查方法。当骨质破坏逐渐加重，累及整个椎体时，椎体呈长 T1、长 T2 信号，但较少有死骨形成，一般无明显的椎体塌陷，极少有脊柱后凸畸形。当病变侵及椎间盘时，可表现为长或等 T1 和长 T2 信号。增强扫描病变边缘呈不均匀环形强化，一般椎间隙狭窄不明显，或仅为小部分轻度狭窄。当累及椎旁软组织时，可见不同程度的充血、水肿，边界不清，形态不规则。邻近腰大肌受累时，腰大肌内部可有脓肿形成，但一般无脓肿流注的征象。当累及小关节时，可表现为小关节间隙变窄，严重者小关节融合消失。病变累及韧带时，表现为条索状长 T1、短 T2 信号。另外，MRI 能清楚地显示椎旁及椎管内脓肿的大小及范围（图 7-8）。

（4）放射性核素扫描：SPECT 骨显像主要表现为病变部位的放射性分布异常浓聚，

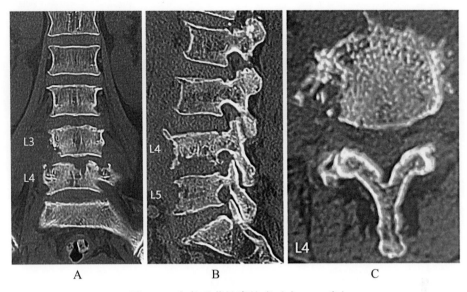

图 7-7 布鲁氏菌性脊柱炎（女，59 岁）

A．CT 冠状位；B．CT 矢状位；C．CT 横断面。L3—L5 椎体低密度片状破坏，增生的骨刺、骨赘向椎体边缘突出，虫蚀样骨破坏伴增生硬化呈"花边椎"改变

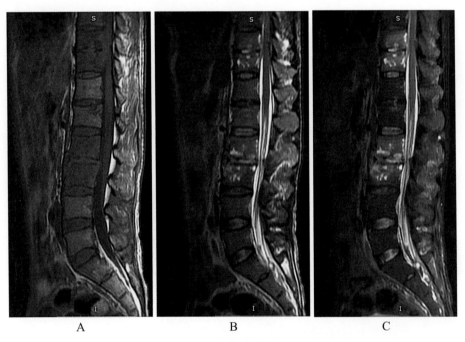

图 7-8 羊型布鲁氏菌性脊柱炎（男，45 岁）

A．腰椎 MRI T1WI 矢状位；B．腰椎 MRI T2WI 矢状位；C．腰椎 MRI T2WI 抑脂像；D．腰椎 MRI T2WI L2 椎体横断面；E．腰椎 MRI T2WI L3 椎体横断面。腰椎生理曲度变直，椎体缘骨质增生变尖，T10、11 椎体及 L1、L2、L3 椎体及椎间盘可见斑片状 T1 低信号、T2 高信号、STIR 高信号影，椎旁及两侧腰大肌受累，T10—11 节段脊髓受压，术后病理培养提示为羊型布鲁氏菌感染

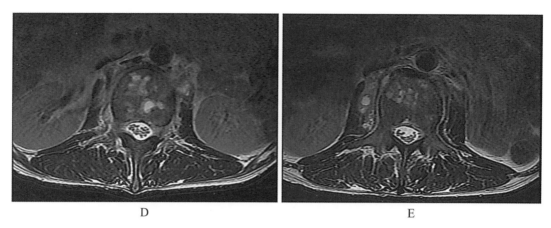

D　　　　　　　　　　　　　　　　E

图 7-8　羊型布鲁氏菌性脊柱炎（男，45 岁）（续）

但是特异性较差，而 SPECT/CT 融合显像可以提高诊断的准确性，且能比单纯 CT 更早发现病灶[54]。FDG-PET 显像也能一定程度上判断脊柱感染的范围及椎间盘的累及情况，但是临床多为病例报道，由于其价格昂贵，很少将其作为诊断 BS 的首选检查方法[55]（图 7-9）。

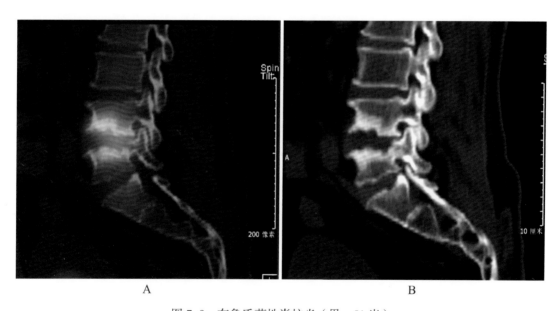

A　　　　　　　　　　　　　　　　B

图 7-9　布鲁氏菌性脊柱炎（男，51 岁）

A．SPECT/CT 矢状位融合图像；B．CT 矢状位图像。L4、L5 椎体终板骨质密度增高，关节面呈"锯齿状"改变，融合图像显示骨质密度增高处放射性分布异常浓聚

6. 鉴别诊断

（1）脊柱结核：BS 在临床上最主要的鉴别诊断就是脊柱结核，两者的临床表现相似，容易误诊。两者均可表现为腰背痛，但 BS 多有牧区接触史，表现为间歇性波浪热，

温度常高于 38 ℃，而脊柱结核表现为低热、盗汗，温度一般在 37 ~ 38 ℃。脊柱结核患者全身中毒症状较重，有明显消瘦、咳嗽、痰中带血，且结核病很少有肝、脾大。在影像学表现上，X 线片上脊柱结核可见椎间隙狭窄更明显，且常伴有椎旁脓肿影，但骨质增生及骨刺形成不如 BS 明显。CT 检查时见脊柱结核的骨质破坏程度较 BS 明显，常见死骨形成，而 BS 一般无死骨形成。另外，脊柱结核患者病程较长者可见骨桥形成，但其骨桥形成不如 BS 明显。MRI 检查中，对于 BS 患者，当病变累及椎间盘时，增强扫描病变边缘呈不均匀环形强化。一般椎间隙狭窄不明显或仅为局部轻度狭窄，但脊柱结核的椎间隙狭窄要更为严重。

（2）化脓性脊柱炎：该病起病急，呈持续性高热而非波状热，全身中毒症状较为明显。影像学可见受累椎体及椎间盘严重破坏且广泛融合，终板广泛破坏，增强扫描可出现持续强化，CT 检查可表现为椎体骨质破坏、死骨形成及因水肿和炎性渗出造成的低密度椎旁软组织肿块影。

（3）脊柱转移瘤：多见于高龄患者，且多伴有原发灶。病变多呈跳跃性骨质破坏，可累及多个椎体及附件。影像学检查可见椎间盘及椎间隙一般无异常，病灶局部可见软组织肿块影。

第三节　真菌性脊柱炎

1. 定义及基本概念　真菌性脊柱炎（fungal spondylitis，FS）是一种比较罕见的深部真菌感染引起的脊柱感染性疾病，多数为机会性感染，占各类脊柱感染的 0.5% ~ 1.6%[56]。临床上 FS 多表现为进行性下腰痛和神经功能障碍，晚期可进展为脊柱不稳或后凸畸形，严重者可导致死亡。目前国内关于 FS 的报道较少，多以个案报道为主，且较少有完整的影像学表现。

2. 发病原因　引起 FS 的主要病原体为念珠菌属，其次为曲霉菌属、球孢子菌属、芽生菌属和隐球菌属等。念珠菌属中最常见的是白色念珠菌，约占 66%，其他致病菌包括热带念珠菌及克鲁斯念珠菌等。其主要感染途径为内源性感染，同时也可出现外源性传播（如经呼吸道吸入）。真菌主要通过血源性传播和局部侵袭这两种途径侵犯脊柱，进而引起 FS，其中血源性传播是真菌性脊柱感染最常见的传播方式。

3. 临床表现　FS 起病较为隐匿，早期临床表现多不典型。最常见的初始症状为腰背痛和脊柱活动功能受限，其次是发热、神经功能障碍。其中，神经功能障碍主要包括神经根病变、脊髓病变及进行性下肢截瘫等。不同的致病真菌入侵导致脊柱受累区域也有所不同，如念珠菌多累及下胸椎和腰椎，曲霉菌多累及腰椎，隐球菌多累及胸椎，球孢子菌易累及多节段椎体、周围软组织和椎间隙，芽生菌多累及胸、腰椎等。

4. 影像学表现及诊断

（1）X 线：X 线可显示脊柱的骨质破坏以及脊柱畸形等，但上述表现多见于感染晚期（图 7-10）。

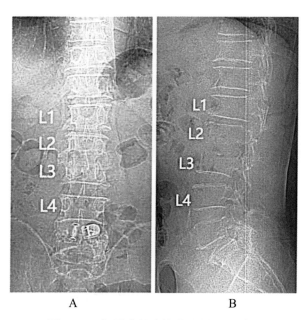

图 7-10　烟霉菌性脊柱炎（男，75 岁）

A. 腰椎 X 线正位片；B. 腰椎 X 线侧位片。L2、L3 椎体及终板见斑片状溶骨性骨质破坏，术后病理培养提示为烟霉菌感染

（2）CT：CT 对 FS 的早期诊断敏感性高于 X 线，但不及 MRI，常表现为多发性骨质侵蚀样破坏，在一定程度上有助于判断脊柱感染的严重程度（图 7-11）。

（3）MRI：MRI 是诊断 FS 的首选影像学检查。在 MRI 上具有与感染性脊柱炎类似的典型表现，如 T1WI 表现为低信号，T2WI 表现为等信号或高信号，这可能是由于真菌致病力较弱，其影像学表现类似于慢性炎症。同时，也可见骨侵蚀破坏、椎体骨髓信号改变及硬膜外脓肿形成等。当然也存在一些不典型表现[57]：①病变椎体 T2WI 高信号缺失和终板下条带状低信号影；② T2WI 高信号的椎间盘与强化的椎间盘所在的位置不一致；③感染沿椎旁韧带蔓延，椎体病变呈跳跃性分布。当 MRI 上出现以上表现时，应高度怀疑 FS（图 7-12）。

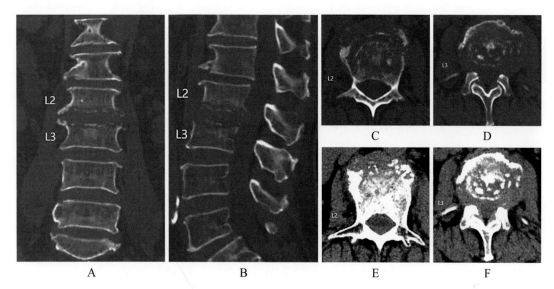

图 7-11　烟霉菌性脊柱炎（男，75 岁）

A. CT 冠状位；B. CT 矢状位；C、D. CT 横断面骨窗；E、F. CT 横断面软组织窗。L2、L3 椎体上下缘骨质侵蚀，呈溶骨性破坏，椎体内见斑片状软组织密度影，局部骨质呈溶骨性破坏

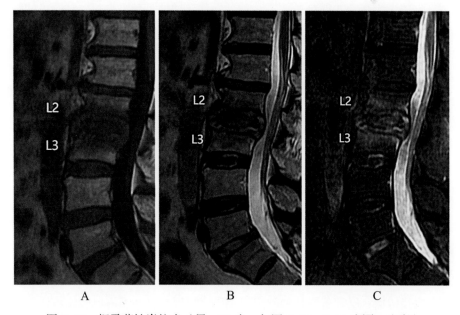

图 7-12　烟霉菌性脊柱炎（男，75 岁，与图 7-10、7-11 为同一患者）

A. 腰椎 MRI T1WI；B. 腰椎 MRI T2WI；C. 腰椎 MRI T2WI 抑脂像。L2、L3 椎体及椎间隙见斑片状 T1 低信号、T2 高信号、T2WI 抑脂像高信号影，局部骨质呈溶骨性骨质破坏

5. 鉴别诊断

（1）脊柱结核：FS 与 STB 均可有低热、盗汗的临床表现，当有长期大量使用抗生素、免疫力低下等高危因素，且 MRI 检查出现上述表现时，应高度怀疑为 FS，确诊往往需依靠穿刺活检及组织病理学检查。

（2）化脓性脊柱炎：患者多有高热表现，病情及影像学表现进展较快，增强 MRI 可见较厚的环状强化脓肿壁和脊柱旁边界不清信号，而 FS 多表现为低热，MRI 上可见感染沿椎旁韧带蔓延，椎体病变呈跳跃性分布。

第四节　脊柱非特异性感染

脊柱非特异性感染（non-spinal specific infection，NSSI），即化脓性脊柱炎（pyogenic spondylitis，PS），是指革兰氏阴性或阳性细菌，如葡萄球菌、大肠埃希菌、变形杆菌属以及各类链球菌等引起的化脓性感染。NSSI 病情隐匿，严重者会引起脊柱畸形、神经功能障碍、瘫痪甚至死亡。该病最常累及腰椎，其次是胸椎和颈椎。该病的发病率为每年 0.2/10 万 ~ 2 例 /10 万人，大约 95% 的 PS 累及椎体和（或）椎间盘，仅有 5% 累及脊柱后部结构[58]。临床上主要分为两种类型，一种是脊柱化脓性骨髓炎，另一种是椎间隙感染。

一、脊柱化脓性骨髓炎

1. 定义及基本概念　是指由革兰氏阳性或阴性细菌感染脊柱所致，病变主要侵犯椎体，向椎间盘及上下椎体扩散，也可同时侵犯或单发于椎体附件。该病可发生于任何年龄，但以中老年人为主，男女比例约为 2：1，青壮年中常见者为静脉毒品成瘾者。近年来报道显示脊柱化脓性骨髓炎的发生率在上升，占整个骨髓炎的 2% ~ 7%。

2. 发病原因　该病主要是由一系列细菌感染引起，致病菌以金黄色葡萄球菌最为多见，其次为白色葡萄球菌、链球菌及铜绿假单胞菌等。另外，对于任何引起菌血症的情况，如继发尿路感染和泌尿生殖道操作引起的感染，都可以引起血源性脊柱骨髓炎。致病菌进入脊柱的途径有三种：①血源性传播，即化脓性感染病灶先侵及皮肤和黏膜，然后通过血液循环途径传播；②邻近脊柱的软组织感染直接侵犯；③经淋巴引流蔓延至椎体。

3. 分型　按起病缓急分为三种类型[59]：

（1）急性型：又称椎体型，<3 周，该类型主要经血液途径传播。早期 X 线通常无任何表现，发病 1 个月后可出现椎体的虫蚀样改变，椎体形状不对称，可向邻近椎体蔓延。

椎间隙变窄，并可见椎旁脓肿。CT、MRI检查可以早期发现椎体内的破坏灶和椎旁脓肿。

（2）亚急性型：又称边缘型或骨膜下型，3周至3个月。该类型患者通常近期有过腹腔内炎症或腹腔手术感染史。X线片表现往往延迟1～2个月，可表现为椎体边缘破坏、椎间隙狭窄及骨硬化。

（3）慢性型：起病隐匿，>3个月，早期X线多无任何表现，1～2个月后椎体呈对角线状，有时表现为椎体密度增高。

4. 临床表现　根据致病菌的毒力和机体的抵抗力，临床可分为3期。急性期起病较急，毒血症状明显，体温可达40℃，脊柱局部疼痛、活动受限以及肌肉痉挛，卧床不起，不能翻身起床。亚急性和慢性期起病较为隐匿，症状不典型，多无神经症状，唯一的主诉往往是疼痛，如胸痛、腰痛、下肢放射痛等。

5. 影像学表现与诊断

（1）X线：早期X线片一般无任何表现，通常在1～2个月时可见椎间隙狭窄、椎体溶骨性破坏并可累及上下终板。2～3个月后可出现硬化骨和反应骨。若治疗效果差或致病菌毒力强，可进一步出现骨破坏、塌陷及脊柱后突畸形，最后可造成脊柱融合。

（2）CT：相较于X线，CT能更早发现邻近椎间盘部位的骨质疏松、椎体或椎体旁脓肿、椎体前方的软组织肿块以及骨破坏等。

（3）MRI：MRI能早期发现病变，对神经、软骨及软组织的分辨率更好，其特异性和敏感性均较高。侵及椎体时可见终板侵蚀塌陷，相邻椎体见边界模糊的片状T1WI低信号，T2WI抑脂像高信号，增强明显均匀或不均匀强化，病变晚期可见椎体硬化、融合。侵及椎间盘时可见椎间隙变窄，T2WI抑脂像高信号，增强明显强化。侵及椎旁或有脓肿时可见脓肿壁较厚，不规则，T1WI与肌肉信号类似，T2WI抑脂像呈高信号，增强扫描明显不均匀或环形强化，椎旁软组织多无钙化（图7-13）。

（4）放射性核素扫描：放射性核素骨扫描能早期发现并且定位脊柱骨髓炎，但当致病菌毒力低、感染区域局部缺血、白细胞炎性反应降低时可出现假阴性。

6. 鉴别诊断

（1）脊柱结核：脊柱结核好发于胸腰段，而脊柱化脓性骨髓炎好发于下腰段。CT上脊柱结核的椎旁软组织肿胀更为明显，椎体破坏塌陷也更为明显，死骨多为松质骨，呈沙砾样或小片状高密度，坏死区无强化，周边可有中度或明显强化，而脊柱化脓性骨髓炎椎体内少有死骨和钙化。脓肿形成时，MRI上脊柱结核可见脓肿壁光滑、较薄，脓肿内可见钙化，而脊椎化脓性骨髓炎的脓肿壁多较厚、不规则，椎旁软组织脓肿内多无钙化。

（2）真菌性脊柱炎：真菌性脊柱炎患者多表现为低热，MRI上可见感染沿椎旁韧带

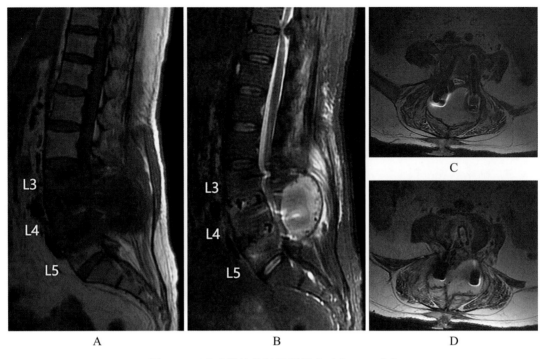

图 7-13　术后脊柱化脓性骨髓炎（女，58 岁）

A. 腰椎 MRI T1WI 矢状位；B. 腰椎 MRI T2WI 矢状位；C. 腰椎 T1WI 横断面；
D. 腰椎 T2WI 横断面。L3—L5 椎体可见 T1 低、T2 高信号及后方的脓肿信号影，
术后病理培养提示大肠埃希菌感染

蔓延，椎体病变呈跳跃性分布。而脊椎化脓性骨髓炎患者多有高热表现，病情及 X 线表现进展较快，增强 MRI 可见较厚的环状强化脓肿壁和脊柱旁边界不清的异常信号。

（3）脊柱肿瘤：脊柱肿瘤在 CT 上很少见椎旁软组织肿块，且骨破坏多累及椎体的后半部分，而脊柱化脓性骨髓炎可见椎旁软组织肿块影。

二、椎间隙感染

1. 定义及基本概念　椎间隙感染又称椎间盘炎，是一种主要侵犯椎间盘及上下椎体软骨终板的感染性疾病，以腰椎最为常见。临床上以寒战、高热及剧烈腰背痛为主要症状，其患病率占骨髓炎的 2% ~ 4%。

2. 发病原因　椎间隙感染的病因明确，致病菌以金黄色葡萄球菌和白色葡萄球菌最多见，其次还有铜绿假单胞菌、大肠埃希菌、表皮葡萄球菌及肺炎克雷伯菌等。细菌进入椎间隙的途径有两种：①经手术器械的污染直接带入椎间隙；②经血液循环途径播散，如

泌尿道或皮肤黏膜感染都可经血液播散至椎间盘内。

3. 临床表现　本病特征性的临床表现为阵发性、痉挛性剧烈腰痛，夜间较重，疼痛可向下腹部、髋部、腹股沟区、会阴部及下肢放射，发热一般在 38.5 ℃以上。体格检查见患者腰背部肌肉痉挛，病变部位多有深压痛或者叩痛，一般术后切口多无红肿等感染表现。

4. 影像学表现及诊断

（1）X 线：早期 X 线一般无异常表现，通常在 1 个月后可见椎体内呈虫蚀样破坏以及椎间隙变窄，并伴随感染间隙上下终板边缘的模糊。有学者将 X 线表现分为四个阶段：①起病 3 个月内，椎间隙变窄；②发病 3 个月后，骨膜下新骨形成，可见软骨下骨质进行性硬化，邻近椎体密度增高，侧位片尤为明显；③邻近椎体终板不规则，椎体边缘可见反应性硬化；④椎间隙呈气球样改变伴椎体侵蚀[60]。

（2）CT：CT 对于发现骨和终板的早期病变优于 X 线片，但对于本病的早期诊断并无特异性，可表现为感染的椎间隙和终板的破坏，椎间盘密度降低，软组织窗可见椎旁脓肿（图 7-14）。

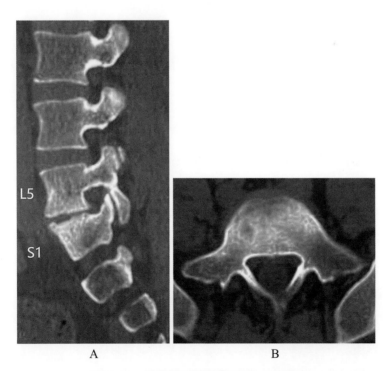

图 7-14　腰椎椎间隙感染（男，35 岁）

A. 腰椎 CT 矢状位；B. 腰椎 CT 横断面。L5—S1 椎间隙及终板破坏，椎间隙变窄

（3）MRI：MRI 对于椎间隙感染的诊断具有较高的敏感性和特异性，因此常作为首选的影像学检查。MRI 可见椎间隙高度变窄，椎间隙上下的软骨终板及邻近椎体松质骨有不同程度破坏或中断，破坏或中断的终板呈长 T1、长 T2 信号，增强扫描可见明显强化（图 7-15）。

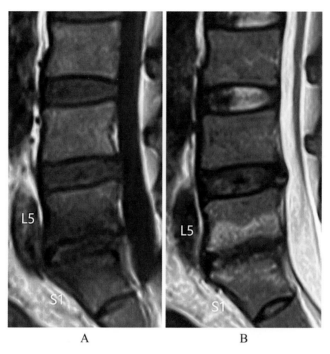

图 7-15　腰椎椎间隙感染（男，35 岁）

A. 腰椎 MRI T1WI；B. 腰椎 MRI T2WI。L5—S1 椎间隙变窄，椎间隙上下的软骨终板及邻近椎体松质骨有不同程度破坏，可见 T1 低、T2 高信号影

（4）放射性核素扫描：放射性核素骨扫描可见病变椎体或椎间隙呈放射性浓聚。

5. 鉴别诊断

（1）脊柱结核：椎间隙感染的影像学表现与脊柱结核相似，但也存在以下不同：①椎间隙感染早期疼痛较明显，而脊柱结核早期可无任何症状；② MRI 扫描时，椎间隙感染可见邻近上、下椎体的部分或全部对称性破坏或中断，少有椎体骨折，而脊柱结核椎体骨质多呈虫蚀样破坏，多侵蚀多个椎体，且常合并病理性骨折。

（2）脊柱恶性肿瘤：也会出现剧烈腰背痛、夜间疼痛加重等表现，但影像学检查一般不会累及椎间盘和椎间隙，此为主要的鉴别点。

第八章
炎性脊柱关节炎

炎性脊柱关节炎（spondyloarthritis，SpA），既往又称血清阴性脊柱关节炎或脊柱关节病，是一组累及中轴骨骼系统的慢性炎性疾病，常合并外周关节炎与其他系统受累的多种临床表现，主要以腰背痛、渐进性脊柱僵硬、关节炎和关节外表现为特点，具有特定的病理生理、临床、放射学和遗传特征，好发于中青年人群。2009 年国际脊柱关节炎评估协会（Assessment of Spondyloarthritis International Society，ASAS）将其分为中轴型脊柱炎和外周型脊柱炎。前者主要包括强直性脊柱炎等，后者包括类风湿关节炎及银屑病关节炎等。

第一节　类风湿关节炎

一、定义及基本概念

类风湿关节炎（rheumatoid arthritis，RA）是一种慢性、多发性、破坏性、进行性、对称性滑膜关节炎和关节外病变为主要临床表现的全身性自身免疫性疾病。本病好发于近端指间关节、掌指关节和腕关节，呈对称性分布，发病时关节疼痛和肿胀反复发作，呈进行性发展。RA 多见于女性，男女比约为 1∶3。可发生于任何年龄且随年龄增长逐渐增加，约 80% 的患者年龄集中在 35~50 岁。

二、发病原因

RA 属于炎症性关节炎，但具体病因尚不明确，目前认为是多因素共同作用的结果，如环境、遗传、内分泌、感染等。其中，感染及其导致的自身免疫反应是 RA 发生、发展的主要原因，而遗传、环境、内分泌等使该病的易感性进一步增加。本病的主要病理改变为关节滑膜的慢性增生性炎症。关节滑膜细胞肥大增生，形成许多绒毛状突起，又称血管翳，可以覆盖关节软骨。后期血管翳逐渐纤维化，进一步破坏关节软骨，导致关节腔纤维化、钙化，进而使关节发生不可逆的畸形和功能丧失。

三、分型

1. 普通型　为最常见类型，多见于 35 ~ 50 岁女性。

2. 幼年型　常见于 15 岁以下儿童，以 2 ~ 5 岁多见。

3. 费尔蒂综合征（Felty syndrome）　是以类风湿关节炎、脾大和白细胞减少为特点的综合征，常发生于病情较重且病程较长的 RA 患者。

4. 卡普兰综合征（Caplan syndrome）　又称类风湿性尘肺，多发于 30 ~ 40 岁男性，多数患者有粉尘接触史。

四、临床表现

多为慢性起病，发病早期症状轻微，可伴有低热、乏力、肌肉酸痛、食欲下降等全身症状。随后出现典型的关节症状，表现为对称性小关节如近端指间关节、掌指关节、腕关节等出现梭形肿胀、晨僵、畸形和功能障碍。关节肿胀和疼痛往往同时出现。晨僵多在活动后减轻，休息后加重，持续时间>1 小时有诊断意义。关节畸形常见于晚期患者，最常见的畸形是手指向尺侧偏斜、掌指关节半脱位、腕关节强直，呈"天鹅颈"样及"纽扣花"样表现。也可累及关节外多个脏器，如皮肤、心脏、肺、胸膜、眼、血管、神经等。累及脊柱时，主要引起颈椎（第1、2颈椎多见）发病，表现为颈部胀痛及活动受限、寰枢关节半脱位或脱位。

70% ~ 80% 的患者类风湿因子（RF）阳性，但 RF 并非 RA 的特异性抗体。自身抗体中，抗瓜氨酸化蛋白抗体（anti-citrullinated protein antibody，ACPA）阳性率为 50% ~ 75%，特异性为 91% ~ 97%，其中抗环状瓜氨酸抗体（anti-cyclic citrullinated peptide antibody，CCP）敏感性和特异性均较高，多与 X 线检查一起作为辅助检查的首选。

五、影像学表现及诊断

1. X 线　X 线是 RA 首选的影像检查方法，对诊断、关节病变分期和病情进展均有重要作用，但病程<6 个月的患者 X 线片可能无阳性发现。RA 在 X 线片上的表现主要集中在近端指间关节、掌指关节和腕关节，分为以下四期：

Ⅰ期：近端小关节区域关节多发对称性周围软组织肿胀，关节边缘性侵蚀，关节周围骨质疏松；

Ⅱ期：关节间隙变窄；

Ⅲ期：关节面呈虫蚀样改变；

Ⅳ期：关节边缘结构破坏，关节间隙消失，关节半脱位及不同程度的纤维性强直或者骨性强直。

脊柱的病变主要累及寰枢关节、寰枕关节，颈椎 X 线片是最常用的筛查方法，可初步评估颈椎的序列、骨质疏松及颈椎畸形。X 线片上可见椎体周围软组织肿胀，随后关节软骨破坏，可伴有不同程度的关节间隙狭窄，后期出现寰枢关节半脱位或脱位（图 8-1）。

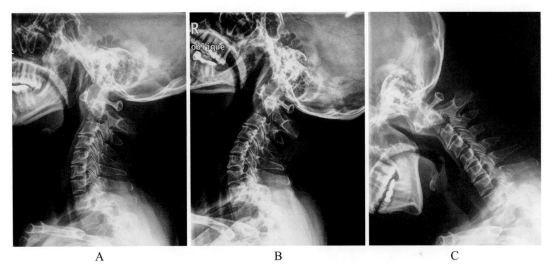

A   B   C

图 8-1　类风湿关节炎合并颅底凹陷（男，63 岁）

A. X 线侧位片；B. X 线过伸位片；C. X 线过屈位片。寰枢关节脱位，颅底凹陷

2. CT　CT 能显示平片所见，对于腕关节骨侵蚀的显示优于 X 线片，可见关节间隙变窄，骨性关节面边缘锯齿状骨质侵蚀破坏，边缘不清楚，呈局限性低密度区、关节积液及软骨下囊状破坏等。邻近软组织肿胀明显，增强扫描可见滑膜增厚、强化。晚期可出现关节畸形、纤维性或骨性强直（图 8-2）。

3. MRI　MRI 是 RA 早期最敏感的影像学检查方法，在骨性关节面出现侵蚀破坏之前即可出现炎性滑膜强化的表现。平扫加增强对于显示骨质侵蚀的敏感性远优于 X 线片，可早期发现关节软组织病变、滑膜增厚或水肿、轻微关节面侵蚀破坏、骨髓水肿和血管翳。血管翳在 MRI 上表现为长 T1、长 T2 信号，有明显强化。后期出现寰枢关节半脱位或脱位时可伴有颅底凹陷症（图 8-3）。

4. 超声　高频超声对于关节结构性损害的敏感性明显高于常规影像学检查，可以显示关节积液、关节软骨形态及厚度，更易检测到滑膜增生引起的骨质侵蚀。多普勒超

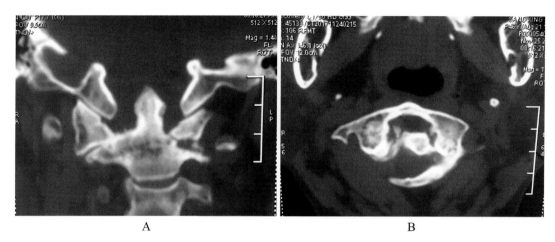

图 8-2 类风湿关节炎合并颅底凹陷（男，63 岁）

A. 颈椎 CT 冠状位；B. 颈椎 CT 横断面。齿状突与侧块间距不等，侧块关节面毛糙，可见骨质侵蚀破坏，寰齿前间隙（ADI）增大

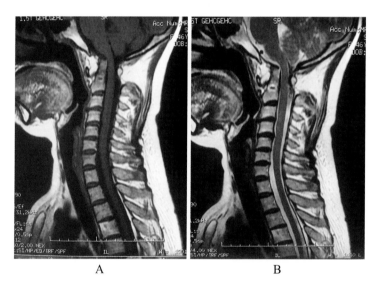

图 8-3 类风湿关节炎合并颅底凹陷（男，63 岁，与图 8-1、8-2 为同一患者）

A. 颈椎 MRI T1WI；B. 颈椎 MRI T2WI。颈椎生理曲度变直，寰齿前间隙（ADI）增大，齿状突上移，颅底可见凹陷症

声对于确认滑膜炎存在、监测疾病活动及进展、评估炎症情况有一定价值。与 MRI 相比，超声可以实现连续动态扫描，可重复性强。另外，超声还可引导关节穿刺和治疗等（图 8-4）。

5. 放射性核素扫描　SPECT 骨显像主要表现为受累关节部位的放射性分布浓聚，一次显像可获得全身骨关节情况，更适用于全身病情的评价，但其特异性较低[61]。

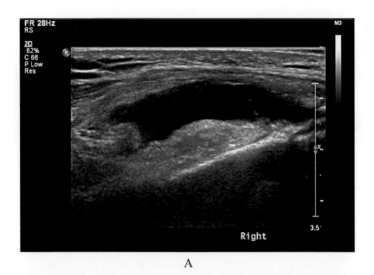

A

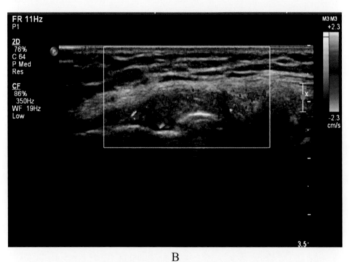

B

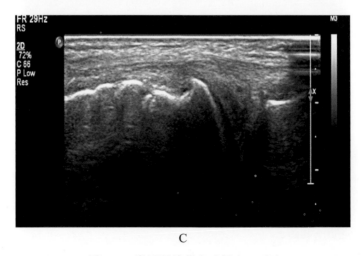

C

图 8-4　类风湿关节炎（男，57 岁）

A. 关节腔积液；B. 关节滑膜增厚，CDFI 示滑膜内见丰富血流信号；C. 骨皮质连续性中断

RA 的诊断一般基于慢性关节炎的症状和体征、影像学及实验室检查相结合。目前国际上通用的是 2010 年美国风湿病协会（American College of Rheumatology，ACR）和欧洲抗风湿病联盟（European League Against Rheumatism，EULAR）联合修订的诊断标准[62]。

六、鉴别诊断

1. 风湿性关节炎　通常急性起病，好发于 20～45 岁，以青年女性多见。临床以对称性、游走性关节和肌肉红肿、疼痛为特征，与 A 族乙型溶血性链球菌感染有关，寒冷、潮湿等因素可诱发本病。血液检查可见抗 O 抗体滴度升高，RF（－），C 反应蛋白升高。与 RA 不同，该病急性期过后一般不遗留关节变形及功能障碍。MRI 检查可见关节腔积液、关节滑膜及周围组织水肿。

2. 骨性关节炎　又称老年性关节炎、退行性关节炎，好发于中老年女性，是一种关节软骨退变和软骨下骨反应性增生为特征的退行性疾病。其好发于负重大的关节，如膝关节、髋关节、腰椎和远端指间关节等。临床表现为缓慢发展的关节疼痛、僵硬、关节肿胀、活动受限和关节畸形等。X 线检查为临床诊断的金标准，可见关节间隙狭窄、关节边缘增生和骨赘形成、软骨下骨硬化和（或）囊性变三大典型表现。CT 可见不同程度的骨质增生、关节内的钙化和游离体。MRI 可清楚地显示关节软骨及半月板损伤的情况。

3. 痛风性关节炎　多见于中老年男性，常在清晨或午夜发作，呈自限性，可在 2～3 周缓解，以单侧第一跖趾关节最常见。急性发病期血尿酸升高，可伴发热。X 线检查早期可见关节软组织肿胀，晚期见关节间隙变窄甚至消失，形成纤维性强直。典型特征为穿凿样偏心性的骨质破坏，骨破坏区边缘硬化，呈"悬挂边缘征"。CT 检查可见受累部位类似钙化样不均匀的高密度痛风石。双源 CT 能观察到尿酸盐沉积结晶，可作为影像筛查方法之一。

4. 强直性脊柱炎　多见于青壮年男性，主要侵犯骶髂关节和脊柱，髋、膝、踝关节等外周关节也可受累。约 90% 的病例与人类白细胞相关抗原 HLA-B27 呈强相关联。X 线检查早期可见对称性小关节模糊、骨质疏松，晚期可见典型的"竹节样"改变。CT 检查可见骶髂关节边缘呈毛刷状或锯齿状，关节间隙狭窄。MRI 可见骨髓水肿、骨质侵蚀伴硬化以及软骨下脂肪浸润影。

第二节　强直性脊柱炎

一、定义及基本概念

强直性脊柱炎（ankylosing spondylitis，AS）是一种累及脊柱、骶髂关节、髋关节及其邻近韧带的附着端慢性炎症为主的全身性病变，多伴有疼痛和进行性关节僵硬，导致脊柱韧带广泛骨化并引起骨性强直与畸形，又被称为"不死的癌症"。本病好发于 15~40 岁的青壮年，以 20 岁左右发病率最高。约 90% 的病例与人类白细胞相关抗原（HLA-B27）相关。

二、发病原因

病因尚不明确，但该病有明显的遗传倾向，患者家族发病率显著高于正常人群 20~30 倍。该病多发生于男性，男性较女性发病快且症状较重。患者中 88%~96% HLA-B27 为阳性，但正常人群中也有 4%~8% 的人 HLA-B27 为阳性，表明该病除与遗传因素相关外，可能与其他因素（如环境因素等）有关。

三、分型

1. 按临床表现分为

（1）周围型：可有髋、膝、踝关节肿痛，活动受限，腰背部僵硬、疼痛，有时伴低热。

（2）迁延型：腰背疼痛，可蔓延至颈部，脊柱呈强直或驼背畸形。

（3）中枢型：该类型发病隐匿，表现为晨起腰背僵硬、俯仰及转身困难，活动后可稍好转。

2. 按发病年龄分为：

（1）幼年型强直性脊柱炎：16 岁前发病。

（2）普通型强直性脊柱炎：多在正常年龄段 20~40 岁发病。

（3）晚期型强直性脊柱炎：在 45~50 岁以后发病，通常临床表现不典型。

四、临床表现

病变通常从骶髂关节开始逐渐向上累及脊柱，引起骨性或纤维性强直和畸形。发病隐匿，早期症状轻微，多为下腰部、骶髂关节、臀部和大腿后方疼痛不适或僵硬感，定位不明确。久坐站立或晨起时腰部活动不灵活、僵硬，活动后症状可减轻。约半数患者以非对称性下肢大关节如髋、膝、踝关节炎症为首发。后期脊柱僵硬逐渐加重，患者多呈现圆弧形驼背畸形，脊柱活动受限，不能平视，严重者视野仅局限于足下，称为管状视野。部分患者髋关节活动受限，呈摇摆步态。也有少部分患者症状自上而下，从颈椎逐渐向下累及胸腰椎，称为 Bechterew 病。强直性脊柱炎也可伴有不同程度的眼、肺、肌肉、骨骼等关节外病变。晚期患者多伴有骨密度下降及严重的骨质疏松，极易发生脆性骨折。

五、影像学表现及诊断

1. X线　强直性脊柱炎患者一般在发病后 3～6 个月甚至更长时间才会出现 X 线片的表现。最早累及的部位为骶髂关节，多为双侧对称性发病。早期表现为关节旁骨质疏松，骶髂关节侧关节面呈鼠咬状骨质破坏。椎体骨小梁模糊，椎体呈"方形椎"，边缘增生硬化，关节间隙假性增宽，大于 5 mm。随后关节间隙逐渐变窄，小于 2 mm，最后关节间隙硬化消失，转变为骨性强直。最终脊柱正常的生理弯曲逐渐消失而强直，可伴有一个或多个椎体的压缩性骨折。

后期病变逐渐向上发展，累及胸、颈椎的椎间小关节，纤维环和前纵韧带钙化、骨化，形成与脊柱平行的韧带骨赘，使相邻椎体之间形成骨桥，脊柱在 X 线侧位片上表现为典型的"竹节样"外观（图 8-5）。

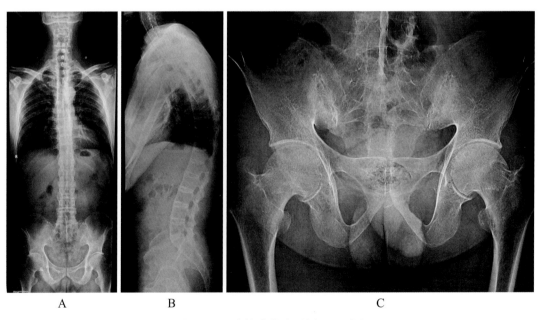

A　　　　　　　B　　　　　　　　　　C

图 8-5　强直性脊柱炎（男，37 岁）

A. 脊柱全长 X 线正位片；B. 脊柱全长 X 线侧位片；C. 骶髂关节 X 线正位片。椎体边缘骨质增生，椎体呈方椎改变，椎体前后缘可见条状钙化影，椎旁韧带、前纵韧带、棘间韧带及棘上韧带多发骨化，脊柱呈"竹节样"外观。双侧骶髂关节间隙变窄、消失根据纽约标准[63]，骶髂关节炎按 X 线表现的程度可分为 5 级，见表 8-1。

表 8-1 骶髂关节炎的 X 线分级

等级	分期	定义
0	正常	关节形态学无改变
I	可以异常	关节边缘模糊
II	轻度异常	局限性侵蚀、硬化，但关节间隙无改变
III	明显异常	中度或重度骶髂关节炎：伴 ≥ 1 项改变（侵蚀、硬化、关节间隙增宽或狭窄，或部分强直）
IV	严重异常	关节完全骨性强直

2. CT 主要行骶髂关节扫描，可消除平片的重叠干扰，提示骶髂关节炎表现，相较于平片能更早、更清晰地显示关节间隙异常、骨硬化和关节软骨下小囊变、关节周围骨质疏松及骨性强直等征象。同时可见髂骨面骨皮质厚薄不均匀，关节面模糊不清，关节轮廓和关节面侵蚀，并能早期发现侵蚀灶。后期，骶髂关节间隙消失，完全融合，呈骨性强直。CT 比 MRI 检查更容易发现骨性结构改变，如骨硬化、骨侵蚀和关节强直等（图 8-6）。

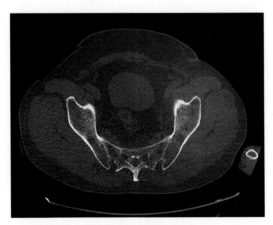

图 8-6 强直性脊柱炎（男，58 岁）
骶髂关节 CT 骨窗。双侧骶髂关节间隙变窄、消失

3. MRI MRI 是强直性脊柱炎最敏感的影像学检查方法，对判断骶髂关节炎的活动期比 X 线、CT 更为敏感，可以作为骶髂关节炎早期的首选诊断方法。早期可见骶髂关节面模糊，关节面下缘可见斑片状 T2 高信号。随后关节面下缘发生骨质侵蚀，边缘骨质增生硬化，表现为 T2 低信号。后期随着病情进展，病变逐渐向上进展，侵犯脊柱的关节突关节和周围韧带（图 8-7）。

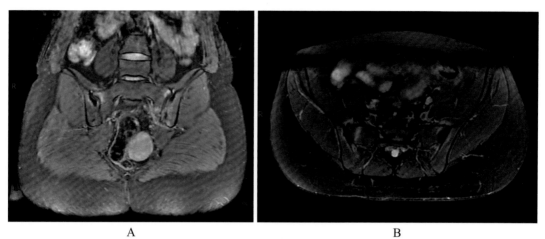

图 8-7　强直性脊柱炎（女，47岁）

A．骶髂关节 MRI T1WI；B．骶髂关节 MRI 抑脂像。双侧骶髂关节在位，关节间
隙变窄，关节面模糊、毛糙，关节面下见斑片状 T1 低信号和 T2 高信号影

4. 放射性核素扫描　SPECT 骨显像的典型表现为双侧骶髂关节对称性的放射性分布浓聚，常累及髋关节、肩关节、肋椎小关节及关节突关节等周围关节，表现为均匀或不均匀的放射性斑片状浓聚。SPECT 骨显像与 CT、MRI 相比最大的优势是全身显像，一次检查能显示全身关节受累的范围和程度[64]（图 8-8、图 8-9）。

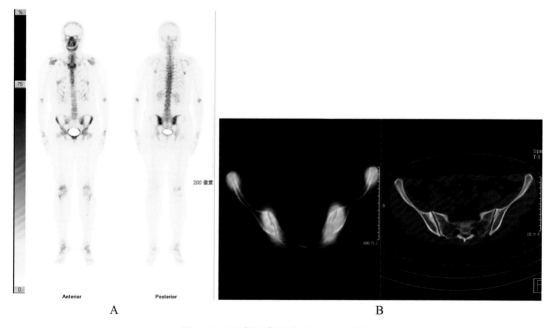

图 8-8　强直性脊柱炎（女，46岁）

A．全身骨显像前后位；B．骶髂关节的 SPECT/CT 融合图像。可见双侧骶髂关节对称性放射性分布异常浓聚

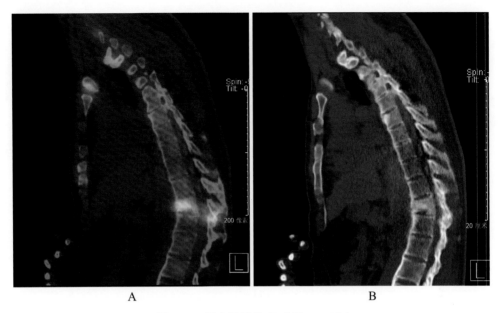

图 8-9　强直性脊柱炎（男，43 岁）

A．SPECT/CT 矢状位融合图像；B．CT 矢状位图像。强直性脊柱炎合并 T9 椎体压缩性骨折，CT 见 T9 椎体压缩变扁，融合图像见 T9 椎体放射性分布异常浓聚

5．超声　超声可检测骶髂关节区骨皮质变化和血流的情况，还可以评估下肢肌腱附着端以反映炎症的严重程度，是强直性脊柱炎的补充检查手段[65]。其炎症活动期时表现为：①骶髂关节区域见异常血流，阻力指数减低[66]；②髂外动脉背侧支阻力指数减低；③下肢主要肌腱附着端炎：肌腱增厚、回声减低、附着端骨质增生和附着端内血流信号丰富（图 8-10）。

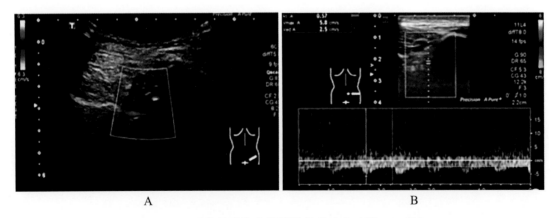

图 8-10　强直性脊柱炎的骶髂关节改变（男，45 岁）

A．骶髂关节彩色多普勒图；B．骶髂关节频谱多普勒图。骶髂关节区见异常彩色血流信号，阻力指数减低（0.57）

六、鉴别诊断

1. 类风湿关节炎（rheumatoid arthritis，RA） ①强直性脊柱炎多累及骶髂关节，而 RA 多侵犯近端指间关节、掌指关节和腕关节。②强直性脊柱炎好发于中青年男性，而 RA 多见于女性。③强直性脊柱炎的 HLA-B27（＋）、RF（－），而 RA 的 HLA-B27（－）、RF（＋）。④ X 线：强直性脊柱炎多有"竹节样"改变；RA 表现为关节间隙增宽，随着病情变化逐渐变窄，关节周围骨质疏松，晚期可出现骨性强直。

2. 腰骶关节劳损 多表现为持续性腰痛，以腰骶部最为严重，脊柱活动多不受限，X 线片多无特殊表现，易与强直性脊柱炎鉴别。

3. 骨性关节炎 多见于老年人，主要累及腰椎和膝关节，表现为慢性进行性腰背痛。X 线表现为椎间隙狭窄及椎体边缘骨赘增生。

4. 髂骨致密性骨炎 多见于青年女性，主要表现为腰骶部或下腰部疼痛，偶向臀部放射。X 线片可见靠近骶髂关节面处的髂骨出现三角形、对称的骨硬化区，骶髂关节间隙清晰、无狭窄，关节面及骨质无破坏。以单侧多见，亦有双侧者。而强直性脊柱炎大多为双侧病变，多见于男性青年，骶髂关节间隙狭窄，晚期关节间隙消失，骶髂关节骨性融合。

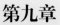

第九章

脊柱肿瘤和肿瘤样病变

第一节　骨样骨瘤

一、定义及基本概念

骨样骨瘤（osteoid osteoma）是一种孤立、圆形的良性成骨性肿瘤，由成骨性结缔组织和骨样组织构成，故称骨样骨瘤。骨样骨瘤约占原发性骨肿瘤的 1.13%，好发部位以下肢长骨为主，其中约 13% 发生于脊柱。该病为非侵袭性生长，一般直径不超过 2 cm，好发于 5~30 岁儿童和青年，男性居多。

二、发病原因

本病病因不明。有文献报道认为可能与炎症或病毒感染有关，也有人认为与血管来源或动、静脉发育异常有关。

三、分型

依据肿瘤的部位，X 线片可大致分为皮质骨型骨样骨瘤、松质骨型骨样骨瘤、骨膜型骨样骨瘤、关节内型骨样骨瘤及脊柱骨样骨瘤。本文主要介绍脊柱骨样骨瘤。

四、临床表现

患者多以疼痛就诊。疼痛出现较早，大多在 X 线片尚未发现病灶时即可出现。疾病初期多表现为间歇性疼痛，活动后加剧，休息后疼痛减轻或消失，服用水杨酸类的镇痛药物可缓解。后期疼痛加重，呈持续性，夜间加剧，药物多不能缓解。当脊神经根受到刺激或压迫时，为了缓解疼痛，脊柱可向一侧弯曲，进而出现斜颈或脊柱侧凸。

五、影像学表现及诊断

1. X 线　骨样骨瘤可于脊柱的任何部位发病，发生节段以腰椎最多，其次为颈椎、胸椎和骶椎。肿瘤绝大多数位于脊柱的后方，半数患者病灶位于椎弓根和椎板，鲜有位于椎体者。骨样骨瘤早期在 X 线片上多不显影，也无周围骨硬化。随着病变进展，病变主要表现为瘤巢，椎弓根病变呈巢状改变及其周围有增生硬化的反应骨。当病变进一步发展时，瘤巢内不断钙化和骨化，出现圆形或类圆形不连续透亮病灶，伴不同程度的脊柱侧凸。X 线片可见瘤巢边缘清晰，直径一般小于 2 cm。

2. CT　骨样骨瘤的典型 CT 表现为横突或椎板的局部膨大，呈类圆形骨样高密度影。瘤巢所在的破坏区表现为圆形或椭圆形低密度影，其中央可有瘤巢的不规则钙化和骨化影，周边包绕的密度较低区为肿瘤未钙化部分。另外，瘤巢所在的破坏区也可有不同程度的皮质增厚、骨膜反应和硬化环。CT 检查可作为外科手术前的最佳定位检查方法（图 9-1）。

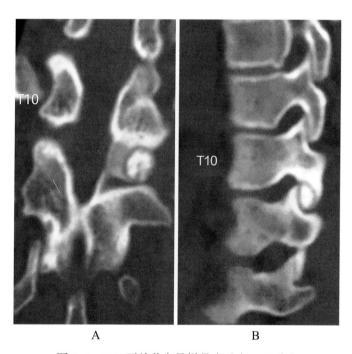

图 9-1　T10 下关节突骨样骨瘤（女，65 岁）

A. 胸椎 CT 冠状位；B. 胸椎 CT 矢状位。T10 左侧下关节突可见一类圆形瘤巢，周围可见透亮线。术后病理证实为骨样骨瘤

3. MRI　由于 MRI 对骨的显示效果比 CT 差，难以清楚地显示瘤巢形状，故诊断可能比较困难。肿瘤未钙化部分在 T1WI 上呈低信号，T2WI 上呈中等偏高信号，而钙化部分在 T1WI、T2WI 均为低信号，增强扫描强化明显。瘤巢边缘的硬化区在 T1WI、T2WI 也均为低信号。

4. 放射性核素骨扫描　可见异常的放射性浓聚，呈现出小但病变中心高摄取的改变，而周边摄取较低，进而形成双密度征。对于 X 线、CT、MRI 检查后仍无法确诊者，可行骨扫描检查，以增加骨样骨瘤的检出率。

六、鉴别诊断

1. 特发性脊柱侧凸　虽然在影像学表现上都可有脊柱侧凸征象，但脊柱骨样骨瘤引起的脊柱侧凸为痛性、进展快、脊柱僵硬，一般不伴有椎体的旋转。而特发性脊柱侧凸一般不会引起疼痛和神经根症状，往往伴有椎体明显的旋转。

2. 应力性骨折　又称疲劳性骨折，当骨折处的骨膜反应和骨质增生明显时，与骨样骨瘤类似。应力性骨折多有长期、反复的劳损史，好发于身体的承重部位，如小腿胫腓骨、距骨和足舟骨，在 X 线、CT 和 MRI 检查时都不能发现圆形或类圆形骨破坏区，而可发现骨折线。

3. 慢性骨脓肿　多见于干骺端，可有反复发生的炎症反应。CT 检查可见骨破坏区较大，内无钙化或骨化影，而脊柱骨样骨瘤骨破坏区一般小于 2 cm，并可有钙化或骨化影。

第二节　骨母细胞瘤

一、定义及基本概念

骨母细胞瘤（osteoblasteoma）又称成骨细胞瘤，既往也称成骨性纤维瘤，是一种分化为成骨细胞的良性或局部侵袭性肿瘤，好发部位几乎均位于椎弓根和脊柱的后方结构，当病变范围较大时可侵及邻近椎体。发病率约占脊柱肿瘤的 10%，以 20～30 岁男性多见，男女比约为 2∶1。

二、发病原因

病因及发病机制不明，有学者认为可能与某些基因突变有关 [67]。

三、分型

依据肿瘤是否具有侵袭性，将其分为普通型骨母细胞瘤和侵袭性骨母细胞瘤。普通型骨母细胞瘤一般无恶性表现，侵袭性骨母细胞瘤较易侵犯周围的软组织，手术后复发率较高。

四、临床表现

局部疼痛为本病最常见的症状，疼痛部位与肿瘤部位往往相关，疼痛多为持续性、逐渐加重的钝痛，疼痛区域较广泛，多无明显的夜间疼痛加重，水杨酸制剂止痛效果欠佳。部分患者肿瘤生长较快，可出现脊髓受压和神经根受刺激的症状，如腰痛、下肢放射痛、感觉异常、侧凸等，严重时可有马尾损害的表现，甚至截瘫。

五、影像学表现及诊断

1．X线　骨母细胞瘤可在脊柱任何部位发病，发生节段以颈椎最多，其次为腰椎、胸椎和骶椎。X线表现为孤立的、边界清晰的溶骨性破坏，骨皮质膨胀变薄。肿瘤内可有不同程度的骨质增生，内可有不规则点片状或斑点状骨化、钙化影，无骨膜反应。少部分患者病变可见侵袭性特征，如虫蚀样改变。

2．CT　CT检查可见肿瘤区内呈膨胀性、局限性骨质溶解破坏，骨皮质变薄甚至断裂，局部可形成向外突出的软组织肿块，病变内部有斑点状或大片状骨化、钙化影，可有新骨形成。当病变周围出现清晰的薄壳样骨硬化缘时为骨母细胞瘤的特征性表现。当肿瘤区边缘不清晰、病变内部骨化或钙化影减少、周围软组织肿块内有钙化和术后复发时，往往提示恶变的可能。CT检查在确认病变形态方面具有较大价值，能清楚地显示病灶破坏的程度和范围，有利于手术方案的制订。

3．MRI　对于普通型骨母细胞瘤，MRI T1WI呈稍低或等信号，T2WI呈明显高信号。肿瘤区内的骨化和钙化在T1WI、T2WI均呈稍低信号。病变边缘骨质硬化在T1WI、T2WI均呈稍低信号环，这对于诊断骨母细胞瘤有一定参考价值。当病变周围有骨髓和软组织水肿时，T2WI呈高信号。对于侵袭性骨母细胞瘤，病变相对普通型骨母细胞瘤大，也可有膨胀性的骨质破坏和软组织肿块，但钙化多不规则或较少。当有脊髓受压时，MRI可清楚地显示其受压的程度和范围（图9-2）。

4．放射性核素扫描　放射性核素骨扫描对骨母细胞瘤的检出率较高，可见异常的放射性浓聚，对诊断有一定价值。SPECT骨显像因成骨活跃，常表现为病灶部位放射性分布异常浓聚，在FDG-PET图像上也表现为病灶对FDG的高代谢。FDG-PET对骨母细胞瘤诊断的最大优势是确定肿瘤的代谢特征及边界，但高代谢表现易高估肿瘤的恶性程度，且对病灶周围组织的炎性表现存在诊断局限性[68]。

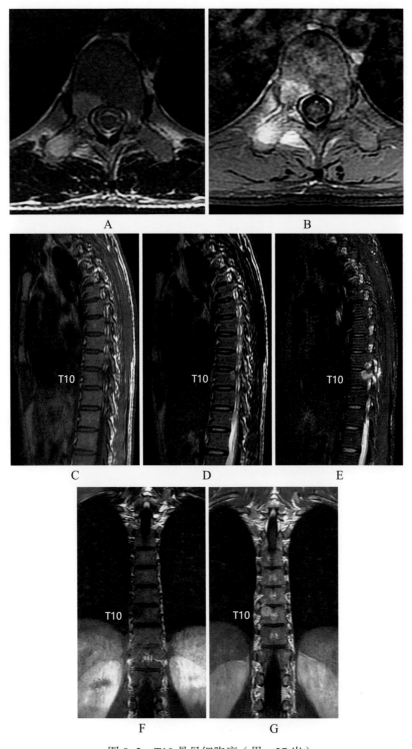

图 9-2　T10 骨母细胞瘤（男，27 岁）

A. MRI T2WI；B. MRI 增强；C、D、E. MRI T1WI、T2WI、抑脂像；F. MRI T1WI；G. MRI T1 增强。T10 椎体、右侧附件及邻近第 10 肋骨内见斑片状 T1 低、T2 高信号影，抑脂像呈高信号，增强后明显强化。术后病理证实为骨母细胞瘤

六、鉴别诊断

1. 骨样骨瘤　骨样骨瘤与骨母细胞瘤都好发于青少年男性，但骨样骨瘤病灶较小（常小于 2 cm），且多有典型的疼痛，夜间痛明显，服用水杨酸类制剂可明显缓解，而骨母细胞瘤病灶范围较大（常大于 2 cm），不引起典型疼痛，水杨酸制剂止痛效果欠佳。另外，骨样骨瘤在影像学上表现为瘤巢，破坏区中心可有瘤巢的不规则钙化和骨化影，周围可见反应性硬化；而骨母细胞瘤特征性的影像学表现是病变周围出现清晰的薄壳样骨硬化缘。

2. 骨肉瘤　骨肉瘤多侵犯椎体，而骨母细胞瘤最常出现的部位是椎弓根和脊柱后方结构。X 线片上，骨肉瘤可见成骨、溶骨或混合型的骨质破坏，骨膜反应明显，典型表现为"日光射线"形态或 Codman 三角。骨母细胞瘤表现为孤立的边界清晰的溶骨性骨破坏区，骨皮质膨胀变薄，无骨膜反应。

3. 软骨肉瘤　软骨肉瘤好发于脊柱附件区，X 线片典型表现是在骨质破坏区或软组织内出现软骨基质钙化或骨化。CT 可见肿瘤侵出骨外，常形成分叶状软组织肿块。MRI 增强扫描呈明显强化，典型病例可见环形、间隔样明显强化。影像学上易与骨母细胞瘤区分开来。

4. 动脉瘤样骨囊肿　部分骨母细胞瘤破坏区内会有大的出血和囊腔，类似动脉瘤样骨囊肿。但是，动脉瘤样骨囊肿在 X 线片显示为气球样膨胀性改变，囊内为多房分隔的透亮区，CT 上破坏区内无实性成分，可呈现液平面。

第三节　神经纤维瘤病

一、定义及基本概念

神经纤维瘤病（neurofibromatosis，NF）是一种由于基因缺陷神经嵴细胞异常增生导致多系统损害的常染色体显性遗传病。主要特征为神经纤维瘤、神经鞘瘤和牛奶咖啡斑，可以在身体任何器官发生，但以皮肤、骨骼和软组织表现最为明显。

二、分型

根据临床表现和基因定位，可分为两种类型：1 型神经纤维瘤病（neurofibromatosis type 1，NF-1，又称周围型）和 2 型神经纤维瘤病（neurofibromatosis type 2，NF-2，又称中枢型）[69]。NF1 又称为 von Recklinghausen 病，患者年龄分布较广，约 1/3 病例发生在 13 岁以前，男性患者多于女性患者，在神经纤维瘤中以 NF-1 较多见，约占 90%。NF-2 也称为中枢型神经纤维瘤病或双侧听神经瘤病，相较于前者，此病患者年龄较大，常见于 20 ~ 40 岁，发病率远低于 NF-1，整体发病在种族间无明显差异。

三、临床表现

NF-1 的临床表现多种多样，可累及多个器官和系统，典型的临床症状包括牛奶咖啡斑、腋窝或腹股沟雀斑、多发性神经纤维瘤、虹膜错构瘤（Lisch 结节）、骨骼畸形及认知功能障碍等，其中牛奶咖啡斑和神经纤维瘤是最为常见和具有特征性的表现之一。骨骼系统表现为脊柱侧凸或后凸畸形、椎体发育不良、假关节形成和骨骼囊性改变、骨过度生长。可有全身症状，如神经根痛、感觉异常、肢体或肌肉无力等，小儿患者可有性早熟与惊厥。

NF-2 少见，以双侧听神经瘤为主要临床特征，主要表现为眩晕、耳鸣及感音神经性听力丧失。其中最严重的后遗症是双侧感音神经性听力丧失。同时可伴有其他髓内神经鞘瘤、脑膜瘤和室管膜瘤等。在脊柱肿瘤方面，可出现脊髓压迫症状，近一半的患者出现受累部位以下肌力感觉减退、痉挛、大小便失禁等。

四、影像学表现及诊断

1. X 线

（1）脊柱表现：神经纤维瘤病侵犯脊柱后会引起脊柱的侧凸和后凸畸形，NF-1 所伴发的结构性脊柱侧凸包括营养不良型脊柱侧凸及非营养不良型脊柱侧凸（图 9-3）两种类型。非营养不良型脊柱侧凸在影像学上表现类似于特发性脊柱侧凸。营养不良型脊柱侧凸有特殊的影像学表现：①短节段侧凸畸形（通常 4 ~ 6 个椎体）、侧凸及后凸成角明显，椎体楔形变、椎体旋转，可致旋转半脱位。②肋骨变细，呈铅笔样改变。③椎体、椎弓根发育异常：椎体扇贝样改变、椎体楔形变、椎弓根间距增宽以及后方结构发育不良。④椎旁肿瘤。

（2）脊柱外表现：神经纤维瘤病侵犯中枢神经系统，可导致颅骨腔增大和局部骨缺损。若合并脑膜瘤或胶质母细胞瘤，可引起视孔增大、蝶翼破坏缺损、蝶鞍增大及面颅发育不良。侵犯骨时，表现为皮质缺损、长骨囊肿、长骨弓状改变及骨骼发育不全。

2. CT 脊柱的神经纤维瘤表现为沿颈椎、胸椎或腰椎神经根的低密度肿块，可出现在脊柱的任何节段，通常增强扫描无明显强化。当椎旁及其他部位受到神经纤维瘤侵袭时表现为增强 CT 上肿瘤信号明显强化。椎体呈扇贝形改变，椎体骨皮质及椎板破坏。椎管

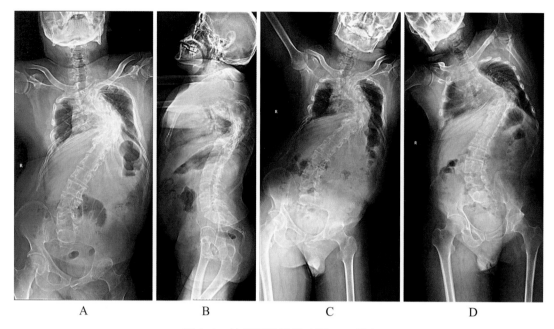

图 9-3　神经纤维瘤病（男，19 岁）

A、B. X 线正、侧位片；C、D. X 线 Bending 位片。脊柱侧凸及后凸畸形，肋骨呈铅笔样改变伴椎体旋转，Cobb 角为 86°

及神经根管扩大，脊膜扩张和膨出。

3. MRI　髓内肿瘤并不常见，但 95% 的病例是神经胶质瘤（星形细胞瘤），显示病变节段脊髓轻度增粗。硬膜外和硬膜下肿瘤表现为多发的结节状。丛状神经纤维瘤多位于椎旁，累及多个节段，多发脊神经根梭形增粗。以上肿瘤均表现为 T1WI 低、等信号，T2WI 高信号，增强扫描肿瘤明显强化。②脊膜膨出可表现为硬膜囊不规则扩大，膨出至椎间孔，甚至进入胸腔（图 9-4）。

4. 超声　超声表现为边界清楚、圆形或梭形的低回声结节，边界清晰，包膜完整，后方回声无衰减或轻度增强，长轴上其两端可见与神经相延续[70]，CDFI 示结节内部无血流或少量血流（图 9-5）。NF-1 型超声表现为皮下软组织不均匀增厚，条带状低回声与高回声相间排列，呈羽毛状，CDFI 示内部血流信号丰富（图 9-6）。

五、鉴别诊断

1. 孤立性神经鞘瘤　是一种包括马尾在内的脊神经鞘的良性肿瘤，是椎管内肿瘤最常见的一种类型。好发于髓外硬膜下，发病年龄在 20～40 岁。临床上主要表现为神经根性痛及脊髓压迫症状，无皮肤病变。当肿瘤经椎间孔向外发展时，肿瘤呈哑铃状。MRI

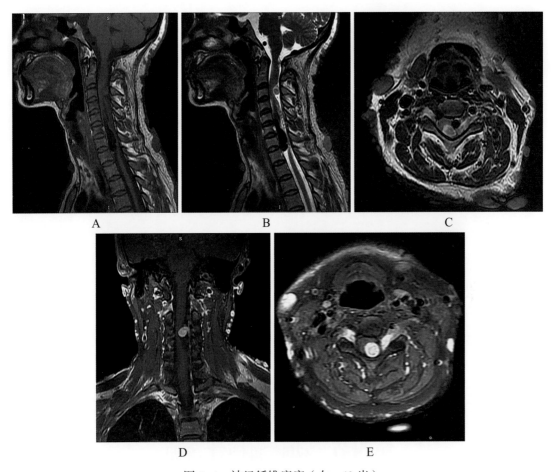

图 9-4　神经纤维瘤病（女，42 岁）

A. 颈椎 MRI T1WI 矢状位；B. 颈椎 MRI T2WI 矢状位；C. 颈椎 MRI T2WI 横断面；D. 颈椎 MRI 增强冠状位；E. 颈椎 MRI 增强横断面。颈椎管内见一结节状 T1 低、T2 高信号，相应脊髓受压，增强后明显强化。头颈部皮下见多发结节状 T1 低信号、T2 高信号影，明显强化。考虑神经纤维瘤病

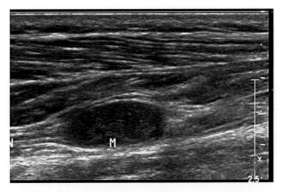

图 9-5　孤立型神经纤维瘤病（男，38 岁）

梭形低回声、边界清晰、形态规则，内部回声均匀，两端可见与神经相连

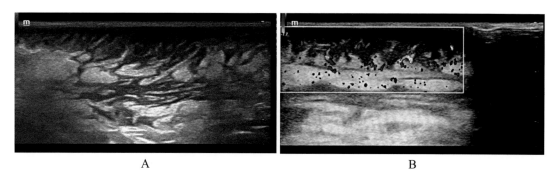

图 9-6　神经纤维瘤病（女，40 岁）

A. 皮下软组织增厚，呈"羽毛状"；B. 内部见较丰富血流信号

上 T1WI 呈低信号，T2WI 呈高信号。肿瘤边缘光滑，由于变性，内部信号可不均匀。通常实质部分可以表现出明显的强化。

2. 转移瘤　转移性髓内肿瘤可以通过脑脊液从脑内扩散到脊髓腔。此外，在中枢神经系统以外的恶性肿瘤中，可扩散到脊髓表面的肿瘤有肺癌、乳腺癌、黑色素瘤、淋巴瘤等，髓内转移很少见。根据患者既往病史较易做出鉴别诊断。

第四节　动脉瘤样骨囊肿

一、定义及基本概念

动脉瘤样骨囊肿（aneurysmal bone cyst，ABC）是一种良性、膨胀性、局部侵袭性的肿瘤样病变，为由大小不等并充满血液的腔隙组成的良性囊性病变，分隔间隙的囊壁为含有成纤维细胞、破骨巨细胞和反应性编织骨组成的结缔组织。其发病率占原发性骨肿瘤的2%，以长骨的干骺端、骨盆和脊柱常见。所有动脉瘤样骨囊肿中脊柱占 10%～30%。脊柱的动脉瘤样骨囊肿常好发于腰椎（40%～45%）和颈椎（30%），女性患者多于男性患者，有一定的遗传倾向。

二、发病原因

动脉瘤样骨肿瘤的病因不明，可能与静脉压增高而导致的局部出血、外伤或者骨折有关，主要分为原发性和继发性改变。原发性 ABC 病损具有典型的特征，临床上较少见。继发性 ABC 有明确的原发病变，其中骨巨细胞瘤是最为常见的原发疾病，其次是成骨细胞瘤、血管瘤、单纯性骨囊肿、骨纤维异常增殖症和软骨母细胞瘤等。也有人认为与血管形成异常有关，骨内动脉与静脉异常吻合导致血管内压增高，血管腔扩大，骨质受到破坏、出血而形成血性囊肿。

三、分型

1. 根据病灶部位不同分为中心型、偏心型、骨旁型（表 9-1）[71]。

表 9-1　动脉瘤样骨囊肿的分型

分型	X 线表现
中心型	溶骨性囊样透亮区，气球样，囊内有粗或细的骨小梁，外观呈蜂窝状或皂泡状，沿骨的纵轴或横轴发展
偏心型	骨干一侧，囊样透亮区，完整或不完整骨壳，囊内有或粗或细的分隔，呈肥皂泡样外观，与骨纵轴一致
骨旁型	位于骨外，被完整或断续的骨壳包绕，局部皮质受压呈浅盆状凹陷，但不达髓腔

2. 按照 X 线表现可分为 4 期：初始期、活跃期、静止期和愈合期（表 9-2）。

表 9-2　动脉瘤样骨囊肿的分期

分期	X 线表现
初始期	表现为边界清晰的骨质疏松病灶，内部分隔、硬化边界和完整的骨皮质，可伴有间断性的骨膜反应
活跃期	病灶迅速增大，对骨质造成侵蚀并延伸到周围组织，形成典型的气球样、膨胀性改变
静止期	表现为"肥皂泡"样改变，囊腔内分隔，骨质成熟，形成周边硬化带，病灶体积维持不变或增大速度明显减慢
愈合期	骨壳继续钙化、骨化且增厚，整个病灶成为一个致密的骨块

四、临床表现

主要表现为局部疼痛、肿胀（夜间较为常见）、患处功能障碍或包块，多数持续超过6 个月。10% 以上的患者可合并脊柱畸形（侧凸或后凸）。脊柱受累时可出现脊髓和神经根的压迫症状，包括肌力减弱、感觉减退等，严重的甚至发生截瘫。对于多发性 ABC，95% 会伴有邻近脊柱的病损，引起病理性骨折的约占 20%。典型的脊柱 ABC 常侵袭脊柱后柱结构，如棘突、椎板、椎弓根等，其中大部分病变会累及椎体，常引起腰背部疼痛以及局部的肌肉痉挛，单一椎体 ABC 在临床上比较少见。继发性 ABC 的临床表现反映了原发病变的特征，可同时存在原发病变的临床表现。

五、影像学表现及诊断

1. X 线　脊柱原发性 ABC 的 X 线片表现为偏向一侧的多房溶骨性病变；膨胀性、气球样改变；外周骨皮质变薄，可以连续或中断；边缘有狭窄的硬化带；部分病变有骨膜反应和反应骨生成。

2. CT　CT 平扫可见 ABC 边界清晰，病变呈囊状膨胀性骨皮质破坏、变薄，内部显示为低密度，可见分房状压迹及纤细骨嵴，部分病灶可见液 – 液平面，囊腔内分隔为软组织密度影，下半部分密度较高，同时可观察到钙化及骨化。增强扫描清晰可见囊腔分隔强化。

3. MRI　MRI 有助于清楚地显示病灶对脊髓、神经根以及周围软组织的影响。MRI 表现为脊柱和椎旁软组织病变部分周围呈 T1WI 低信号，可清楚地显示 ABC 内的液 – 液平面，囊腔内呈现多房分隔结构，呈分叶状，信号强度不一，边界清晰。由于囊腔内液体含高铁血红蛋白而在 T1WI 上呈高信号，T2WI 液 – 液平面上层为高信号，下层为低信号。MRI 增强扫描可见囊壁和囊内蜂窝状分隔强化（图 9-7）。

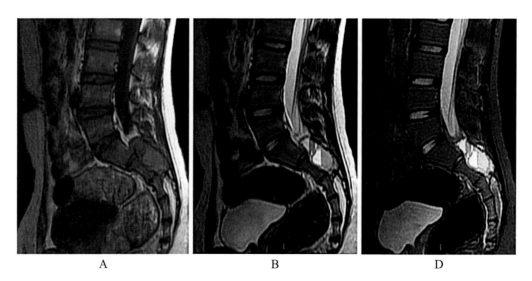

A　　　　　　　　　B　　　　　　　　　D

图 9-7　骶椎动脉瘤样骨囊肿

A. 骶椎 MRI T1WI 矢状位；B. 骶椎 MRI T2WI 矢状位；C. 骶椎 MRI T2WI 横断面；D. 骶椎 MRI T2WI 抑脂像；E. 骶椎 MRI 增强。骶椎后方见多房囊性病灶，边界清楚，囊腔内分叶状，信号强度不一。囊内可见典型的液 – 液平面，上层为高信号，下层为低信号。MRI 增强扫描可见囊壁和囊内蜂窝状分隔强化

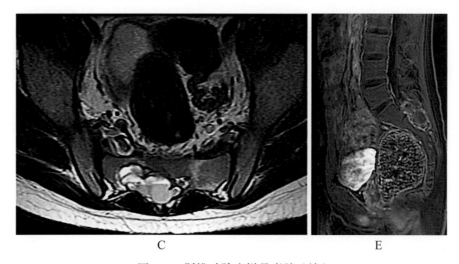

C   E

图 9-7 骶椎动脉瘤样骨囊肿（续）

4. 放射性核素扫描 放射性核素骨扫描显示原发性 ABC 病灶周边放射性核素浓聚，而中央区核素摄取很少有增加。这种表现可能与病灶边缘有大量新生骨形成，而中央区血管明显减少有关。

5. 超声 ABC 超声表现可分为 2 型，以 2 型多见[72]：1 型表现为病变部位骨膨胀，骨皮质变薄，髓腔内呈边界清晰的实性低回声区，病灶内部回声不均匀[73]（图 9-8A）。2 型表现为病变部位骨膨胀，骨皮质变薄，内呈现不规则多房分隔状囊实性病灶，其中部分病例囊腔内血液成分分离，形成典型的液 - 液平面[74]。CDFI 示部分病例可见少量血流信号（图 9-8B、C）。

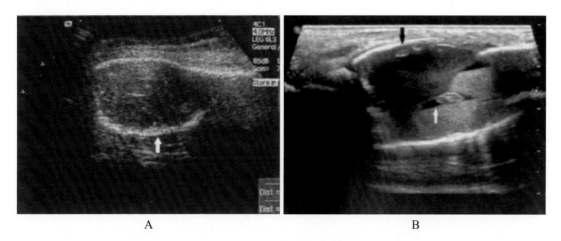

A   B

图 9-8 动脉瘤样骨囊肿

A. Ⅰ型：骨皮质膨胀变薄，髓腔内呈实性低回声；B、C. Ⅱ型：骨皮质膨胀变薄（黑箭头），髓腔内呈不规则分隔结构，可见液 - 液平面（白箭头）[75]

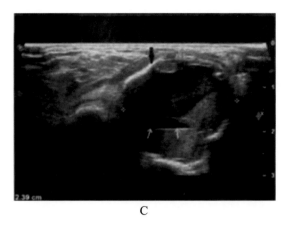

C

图 9-8　动脉瘤样骨囊肿（续）

六、鉴别诊断

1. 单纯性骨囊肿（unicameral bone cyst，UBC）　UBC 与 ABC 的常见发病类似，但 UBC 通常无症状，合并病理性骨折时可出现疼痛。相较于 UBC，ABC 侵袭性特征更加明显，病灶壁较薄，呈膨胀性生长。UBC 的影像学表现多位于骨骼髓腔的中央，除非有病理性骨折，否则没有骨膜反应，往往没有骨扩张。发生病理性骨折时，可见"骨碎片陷落征"，内部无分隔或者没有液 - 液平面。

2. 毛细血管扩张型骨肉瘤（telangiectatic osteosarcoma，TOS）　多数原发性 ABC 为良性活跃性病损，活动期生长过快时与恶性肿瘤表现相似，容易误诊为骨肉瘤。X 线片表现相似，呈偏心性地图样改变。MRI 有相似的液 - 液平面。MRI 增强可观察到血管扩张型骨肉瘤存在结节或软组织肿块样的实性成分强化，而 ABC 强化的区域仅为囊壁和囊内间隔。影像学鉴别：TOS 的 X 线片表现为膨胀性溶骨性病变，但是缺少 ABC 常见的硬化边缘带；与 ABC 不同的是，中轴骨骼等其他位置不常见；TOS 的液 - 液平面分布通常是区域性的，而 ABC 病灶充满液 - 液平面。TOS 中的分隔通常比较厚并且显示结节状增强，但 ABC 薄间隔增强。

3. 骨巨细胞瘤（giant cell tumor of bone，GCT）　骨巨细胞瘤有时呈含液 - 液平面的囊性病变，与 ABC 相似。虽然液 - 液平面最常见于 ABC，但它并不是 ABC 的特异性诊断征象。原发性 ABC 与 GCT 较难鉴别。鉴别要点：①患者年龄，骨巨细胞瘤好发于 30 岁以上的成年人，而 ABC 多发生于 20 岁以前；②病变部位，骨巨细胞瘤常累及骨骺，并对骨骺成熟的患者造成影响；③影像学特征，GCT 病变可像 ABC 一样膨胀，呈肥皂泡样，MRI 的 T2WI 病变实性成分信号较低，可见与 ABC 一样的液 - 液平面，但无钙化或骨化。

第五节 椎体血管瘤

一、定义及基本概念

椎体血管瘤（vertebral hemangioma，VH）是较为常见的脊柱原发性良性肿瘤样病变，可发生于整个脊柱，其中以胸椎发病最多，腰椎次之，颈椎和骶椎最少。病变多位于椎体内，突入椎管者可造成脊髓压迫，偶有侵袭椎弓根及多节段受累者。VH 可发生于任何年龄，但多在中年以后出现症状，女性多于男性。

二、发病原因

多认为是由于椎体内的毛细血管大量增生和血窦扩张等原因引起。

三、分型

根据 MRI 上病变侵袭范围的不同，将其分为以下 3 型（Tomita 分型）[76]：

Ⅰ型：病灶局限于椎体内，不超出椎体后缘水平。

Ⅱ型：病灶超出椎体后缘累及椎弓根，但未超出椎弓根，后方的椎板、棘突未被累及，病灶可部分突入椎管而压迫神经。

Ⅲ型：病灶进一步超出椎弓根后缘，累及后方结构甚至全椎体，造成椎管狭窄，压迫神经。

四、临床表现

椎体血管瘤绝大多数无临床症状，常常在检查其他疾病时偶然发现。症状性椎体血管瘤主要表现为腰背部疼痛，疼痛多不严重，可以持续存在多年，一般与活动无关。患者也可有放射性疼痛。当病变位于胸椎时，可有一侧或两侧的胸部放射痛，在腰椎者可有腹部放射痛。随着肿瘤体积增大，会对周边的组织造成压迫和破坏。当压迫脊髓或脊神经时，可表现为肢体放射性疼痛、麻木、无力，甚至截瘫。

五、影像学表现及诊断

1. X 线　X 线片对于 VH 的诊断有一定价值。病变多位于椎体，骨皮质无破坏，椎间盘完整不受累，椎间隙正常。如果粗大的骨小梁纵行排列，X 线片上椎体表现为"栅栏状"；如果残留的骨小梁不规则、交叉排列，X 线片上椎体表现为"网格状"。也可以出现栅栏状和网格状的混合型。对于侵袭性血管瘤，则会出现椎体的膨胀性变化。

2. CT　在轴位片上，典型的椎体血管瘤表现为特征性的"圆点花纹"图案或"网眼状"改变，在低密度的基质中存在稀疏的增粗硬化的骨小梁的高密度点状区域。在矢状位或冠状位则可看到代偿性增厚强化的垂直骨小梁所形成的灯芯绒布样或栅栏样征象。对于侵袭性椎体血管瘤，可见骨皮质的膨胀性破坏及骨外侵袭，偶可见椎旁软组织肿胀（图9-9）。

3. MRI　MRI可以预测或评价椎体血管瘤的生物学行为。由于较多的脂肪基质，典型的椎体血管瘤在T1WI和T2WI都可表现为高信号。此外，MRI增强也有不同程度的强化。对于非典型的椎体血管瘤，由于瘤体内含有较少的脂肪组织及含有大量的血管成分，在T1WI像表现为低信号或中等强度的信号，在T2WI像上表现为高信号。进行强化后，T1WI抑脂像上病变可有不同程度的强化。对于侵袭性椎体血管瘤，由于瘤体中含有大量的血管成分而脂肪较少，在T1WI像表现为低信号，T2WI像表现为高信号。由于残存增粗的骨小梁为低信号，MRI的T2WI出现

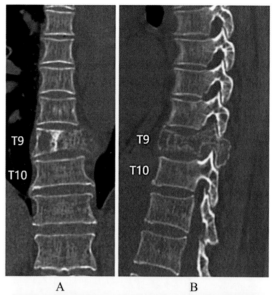

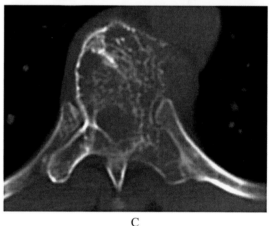

图9-9　T9椎体侵袭性血管瘤（女，30岁）

A. 胸椎CT冠状位；B. 胸椎CT矢状位；C. 胸椎CT横断面。T9椎体呈压缩性改变，骨密度不均，T9椎体及其附件可见骨皮质膨胀性破坏伴骨外侵袭，局部被软组织影填充，椎旁软组织肿胀

高信号并混杂有点状低信号区的斑点样影像，称为"斑点征"（图9-10）。

4. 放射性核素扫描　放射性核素骨扫描对血管瘤的诊断价值并不大，因其核素在血管瘤病变中可浓聚，也可不浓聚。

六、鉴别诊断

1. 椎管内动静脉畸形（arteriovenous malformation，AVM）　AVM是发育异常的动脉和

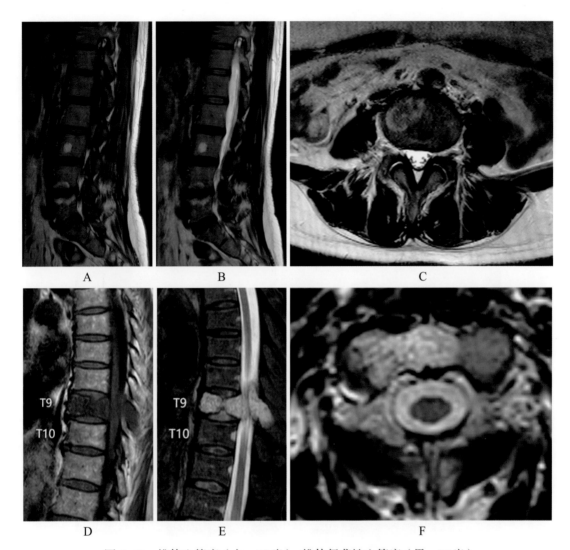

图 9-10　椎体血管瘤（女，30 岁）、椎体侵袭性血管瘤（男，36 岁）

A. 腰椎 MRI T1WI 矢状位；B. 腰椎 MRI T2WI 矢状位；C. 腰椎 MRI T2WI 横断面；D. 胸椎 MRI T1WI 矢状位；E. 胸椎 MRI T2WI 矢状位；F. 胸椎 MRI T2WI 横断面。L3 椎体见类圆形 T1、T2 高信号影；T9 椎体变扁，T9 椎体及其附件见片状 T1 低信号、T2 高信号影，相应节段椎管狭窄

静脉之间的直接交通，在硬膜外形成异常动脉和静脉组成的丛状病变。与椎体血管瘤不同的是，病变位于椎管内，常位于硬膜的腹侧，并伴有动脉化的静脉丛，其管壁可含有弹性纤维和平滑肌，是一种较罕见的血管畸形。发病年龄多见于 50 岁以下，男女发病率相近，可发生于椎管的任何部位，最常见于胸段及胸腰段。患者可表现为突发瘫痪或根性痛。一旦表现为出血，应尽快手术减压，解除脊髓压迫，改善脊髓功能。MRI 能准确显示病变，了解脊髓受压程度，是椎管内 AVM 的首选检查。DSA 能清楚显示 AVM 大小、瘘部位、供血动脉、引流静脉、循环速度等，也可行封堵术（图 9-11、图 9-12、图 9-13）。

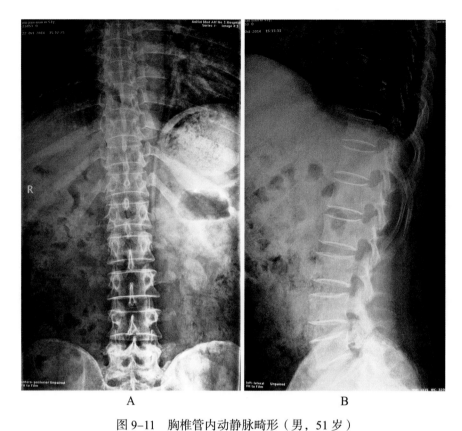

A   B

图 9-11　胸椎管内动静脉畸形（男，51 岁）

A. 腰椎 X 线正位片；B. 腰椎 X 线侧位片。T11 椎体后缘见侵蚀性骨质破坏

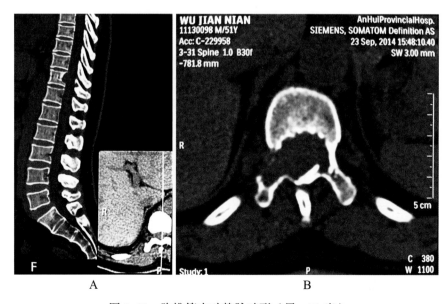

A   B

图 9-12　胸椎管内动静脉畸形（男，51 岁）

A. 胸椎 CT 矢状位；B. 胸椎 CT 横断面。T11 椎体后缘及椎弓根呈侵蚀性骨质破坏

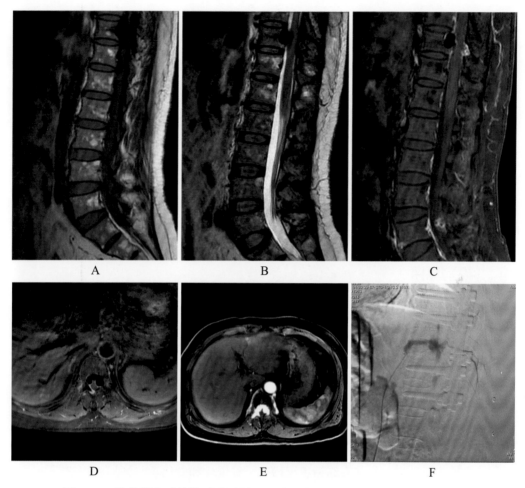

图 9-13　胸椎管内动静脉畸形（男，51 岁，与图 9-11、9-12 为同一患者）

A．胸椎 MRI T1WI；B．胸椎 MRI T2WI；C．胸椎 MRI T2WI 抑脂像矢状位；
D．胸椎 MRI T2WI 抑脂像横断面，见椎体后缘囊状肿块，分叶状，呈"流空征"；
E．增强 MRI 可见瘤体显著强化；F．DSA 造影后可见 T11 椎体后缘血管团块影，
与肋间动脉相交通

2．脊柱结核　在影像学上，脊柱结核也可见椎旁软组织团块，与椎体血管瘤不同的
是，结核常伴有椎体塌陷，在塌陷前常有椎间隙高度的下降和椎体前方的破坏，CT 可见
椎体的破坏和椎旁的脓肿。而椎体血管瘤可见椎旁软组织影，其代表血管瘤椎旁软组织扩
张，特征性的 CT 影像学表现为垂直样的栅栏样结构。

3．骨巨细胞瘤　可见椎体内的膨胀性破坏，典型者呈"肥皂泡样"改变，边缘无硬
化，一般不出现骨膜反应。

4．椎体转移性肿瘤　影像学上可见椎体塌陷，转移瘤常累及椎弓根，而椎体血管瘤
多局限在椎体内，较少累及椎弓根及附件。

第六节 嗜酸性肉芽肿

一、定义及基本概念

嗜酸性肉芽肿（eosinophilic granuoma，EG）是一种良性、溶骨性的瘤样病变，起源于单核巨噬细胞系统。EG 是朗格汉斯细胞增多症（Langerhans cell histiocytosis，LCH）的一种表现，以前也称为组织细胞增多症 X[77]。该病主要在 20 岁以前发病，多见于 5～10 岁的儿童，男女之比为 2∶1。EG 好发于颅骨、肋骨、股骨和骨盆，可单发或多发。其中，6.5%～25% 可侵及脊柱，以胸椎最多，腰椎次之，颈椎最少。

二、发病原因

病因及发病机制不明，现多认为是一种原发性免疫缺陷性疾病，使其能促使组织细胞增生，发生感染，进而使免疫缺陷加重。

三、病理分期

EG 的病变发展过程符合炎症的基本病理过程，即炎症充血渗出、肉芽肿形成、纤维化修复的三期改变。该病也分为三个阶段：Ⅰ期为朗格汉斯细胞聚集和增生期，Ⅱ期为肉芽肿期，Ⅲ期为退缩期，常伴有结缔组织增生、纤维化和骨化。

四、临床表现

脊柱嗜酸性肉芽肿主要表现为脊柱患处疼痛、活动受限、局部炎症反应和发热，以局部疼痛和后凸畸形最为常见，少数患者可由于病变组织压迫或局部脊柱后凸等因素影响脊髓及神经根而引起相应的神经症状，一般不严重。对于病变在颈椎的患者，可出现颈部活动受限和僵硬。成人表现为颈椎活动范围减少，在颈部活动时出现疼痛，儿童表现为颈部活动受限和斜颈畸形。

五、影像学表现及诊断

1. X 线 早期可见椎体中心区骨质破坏，呈溶骨性或囊性病损。这种影像学表现持续时间不长，很快进入晚期。晚期可见椎体不同程度的压缩，最终整个椎体被均匀性压扁成线条状，称为"扁平椎"，椎体密度增高，前后径及左右径通常增大，超越相邻椎体的边缘，而上下椎间隙完全正常。EG 是造成扁平椎最常见的原因，扁平椎也是 EG 最具特征性的影像学表现。

2. CT　CT可见病变分布节段，椎体病损为溶骨性骨质破坏，骨皮质完整或不完整，周围可有硬化边，椎体压缩成扁平状，椎间隙不受累（图9-14）。

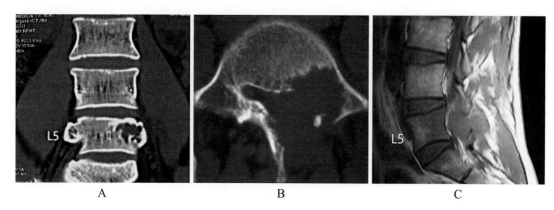

图9-14　L5椎体嗜酸性肉芽肿（女，14岁）

A. 腰椎CT冠状位；B. 腰椎CT横断面；C. 腰椎MRI T1WI矢状位。L5椎体呈溶骨性骨质破坏，累及左侧附件，周围可见软组织肿块影，相应椎管受压。术后病理证实为嗜酸性肉芽肿

3. MRI　MRI可显示椎体的骨质破坏、椎弓根受累、椎间隙狭窄及椎旁软组织等改变。在T1WI上EG病损显示为均匀的低信号或等信号，在T2WI上呈明显的高信号，并可出现"火焰样"反应，因此易与恶性肿瘤相混淆。病变一般不累及椎间盘。增强扫描可见病灶一般呈均匀强化，椎体病灶与椎旁软组织肿块强化往往一致。

4. 放射性核素扫描　放射性核素骨扫描对诊断脊柱的EG较不敏感，大部分EG显示核素吸收正常，仅有少部分EG显示核素浓聚区，故对诊断价值不大。

六、鉴别诊断

1. 脊柱结核　脊柱结核多继发于肺结核，患者多有结核病史，伴有午后低热、盗汗、疲乏、消瘦及食欲减退等全身症状。病变通常累及相邻的多个椎体，影像学可见椎体及椎间盘破坏，椎间隙狭窄，椎旁可见寒性脓肿，后凸畸形多为晚期的特征性表现。而EG在影像学上多表现为扁平椎，且椎间盘无受累。

2. 脊柱淋巴瘤　脊柱淋巴瘤多见于中年患者，以30~40岁多见，一般无发热或明显浅表淋巴结肿大，血像多正常。原发的骨淋巴瘤罕见，多以继发常见，影像学表现可见肿瘤侵入椎旁形成较大的软组织肿块。肿块纵径常大于横径而呈长梭形，当肿瘤经破坏的椎

体后缘、椎弓根或经椎间孔侵入椎管内，可围绕硬膜外呈环形生长，并向上、下发展呈袖套状浸润，较具有特征性。

3. 脊柱转移瘤　患者发病年龄较大，多有原发肿瘤病史，以肺癌、乳腺癌及前列腺癌多见。影像学可见多个节段受累，椎体呈侵蚀性骨质破坏，边界不清，可伴有椎旁软组织肿块，椎体可塌陷，椎弓根常受累，但椎间隙正常。

第七节　骨巨细胞瘤

一、定义及基本概念

骨巨细胞瘤（giant cell tumor of bone，GCT）又称破骨细胞瘤，是一种原发性骨肿瘤，其特征为多核巨细胞散在分布于圆形、椭圆形或纺锤形的单核基质细胞中。一般为良性，具有局部侵袭性生长的特点。少数情况下，它可以转化为骨肉瘤。该肿瘤最常见于长骨的髓腔部分。此外，骨盆、脊柱等中轴骨也是本病的好发部位，可侵袭脊柱的各个节段，好发于骶骨，约占所有骨巨细胞瘤的 10%。本病多发生于 20~40 岁，女性发病率略高于男性。

二、发病原因

骨巨细胞瘤的确切病因尚不完全清楚，有多种可能的因素与其发生相关。

1. 基因突变　有研究发现骨巨细胞瘤的发病可能与染色体异常有关，例如 t（16；17）染色体易位，以及 NF1 基因的突变。

2. 骨髓微环境异常　骨巨细胞瘤的发生可能与骨髓微环境异常有关。骨髓微环境包括细胞、基质和细胞因子等多种组成部分的复杂体系，它对骨巨细胞瘤的发生和发展起着重要的作用。

3. 激素水平　相对来说女性患骨巨细胞瘤的比例更高，这可能与女性体内雌激素水平过高有关。

4. 其他因素　骨巨细胞瘤的发生可能与射线、化学物质暴露、感染等因素有关。有研究表明，患有骨代谢疾病的人群，如 Paget 病、纤维结构不良和多发性骨软骨瘤等，更容易罹患骨巨细胞瘤[78]。

三、分型

临床多采用 Campanacci 分型法[79]。根据 X 线表现，肿瘤的边缘、骨质破坏、软组织肿块等特征将 GCT 分为三个等级。

Ⅰ级：静止型，临床症状不明显，肿瘤边缘清晰，硬化边明显，骨皮质完整。

Ⅱ级：活跃型，有较明显的临床症状，肿瘤边界相对清楚，病灶局限于骨内，无明显硬化边，骨皮质尚完整，但出现变薄及膨胀性改变。

Ⅲ级：侵袭型，肿瘤边界模糊，突破骨皮质，侵犯周围软组织，骨皮质破坏明显。病变进展快，软组织肿块形成。

四、临床表现

GCT 的临床表现受发病部位、肿瘤大小和病理性骨折等因素的影响。常见的症状包括疼痛、局部肿胀或肿块、关节活动受限等，部分患者出现病理性骨折。骨巨细胞瘤常伴随着脊柱局部的疼痛，患者常在夜间或负重时疼痛加重。当肿瘤穿破骨皮质并侵犯软组织时，可扪及明显的肿块。当肿瘤迅速增大时，常因瘤内出血而导致症状加重，多伴有压痛和局部皮温升高。由于骨质发生破坏，容易因轻微的外伤而发生病理性骨折。当肿瘤侵犯神经时，可能会出现神经症状，如感觉异常和肌力减退等。

五、 影像学表现及诊断

1. X线 X线片是诊断骨巨细胞瘤最常用的影像学方法。在 X 线片上，骨巨细胞瘤表现为膨胀性、偏心性的骨质破坏，通常呈椭圆形或多边形。典型者呈"肥皂泡样"改变，无硬化边、无钙化和骨化影，一般不出现骨膜反应。发生于骶骨的病变往往为偏心性（图9-15）。

2. CT CT 扫描可以提供更准确的骨质破坏和硬化

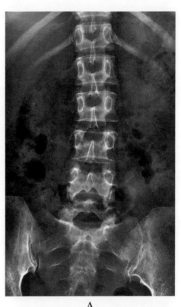

A

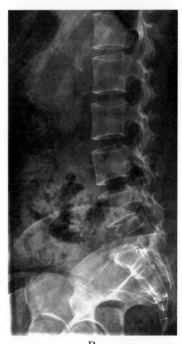

B

图 9-15 腰椎骨巨细胞瘤（女，30 岁）

A. 腰椎 X 线正位片；B. 腰椎 X 线侧位片。L5 椎体受压变扁，呈"肥皂泡样"改变骨的影像，在观察细微的骨皮质破坏和病理性骨折方面具有优势。病变呈溶骨性、膨胀性、偏心性，也可呈均一性圆形或卵圆形的溶骨腔。病灶内可有分隔，形成多房性的所谓"肥皂泡"样外观，易侵及椎旁组织。肿瘤大多无硬化边和骨膜反应，部分肿瘤内可有囊腔，但很少观察到与动脉瘤样骨囊肿类似的液 – 液平面（图 9-16）。

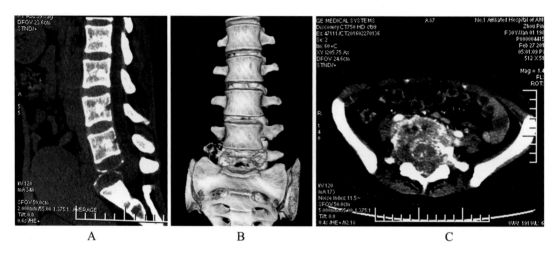

图 9-16　腰椎骨巨细胞瘤（女，30 岁）

A. 腰椎 CT 矢状位；B. 腰椎 CT 三维重建；C. 腰椎 CT 增强扫描。L5 椎体受压变扁，椎体及附件呈膨胀性溶骨性破坏，周围见软组织密度肿块影，边界欠清，椎体内可见卵圆形溶骨腔

3. MRI　MRI 能够清晰地显示肿瘤与周围软组织的关系，在评估肿瘤的大小、范围以及对周围组织的压迫程度方面明显优于 CT。通常骨巨细胞瘤在 T1WI 上呈低信号，T2WI 上呈高信号。在肿瘤 T2 高信号的背景下部分骨质呈明显低信号，且边界清晰。当肿瘤侵犯骨皮质时，周围可能表现为不完整的低信号硬化骨环。肿瘤内部常包含囊变区，在 T2WI 中呈明显高信号。出血时在 T1WI 和 T2WI 中均呈明显高信号。增强扫描时肿瘤血供较丰富，实质呈明显强化（图 9-17）。

4. 放射性核素骨扫描　放射性核素骨扫描可用于 GCT，帮助评估肿瘤的生长情况和范围，尤其对于多发性骨巨细胞瘤的诊断具有重要意义。骨巨细胞瘤的病变部位为浓聚区，且浓聚多分布于病变周围。特别是超过肿瘤边缘的广泛性浓聚，提示肿瘤具有高度的侵袭性（图 9-18）。

5. 超声　超声表现为肿瘤区的骨质破坏，表面可见菲薄线状强回声，边界清晰，内部呈均匀低回声，有囊性变时呈无回声，内透声好。肿瘤与正常骨质间界限清楚，合并病理性骨折时可见骨皮质回声中断[80-81]（图 9-19）。

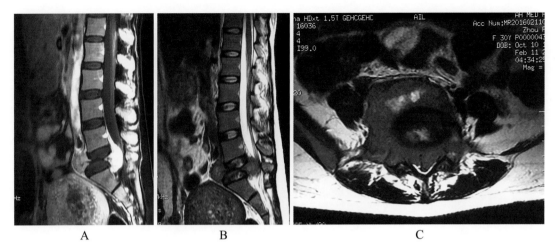

图 9-17　腰椎骨巨细胞瘤（女，30 岁）

A. 腰椎 MRI T1WI 增强；B. 腰椎 MRI T2WI；C. 腰椎 MRI 横断面。L5 椎体明显变扁，内见 T1 低信号和 T2 高信号，横断面可见肿瘤内部的囊变区，T2 呈明显高信号。术后病理证实为骨巨细胞瘤

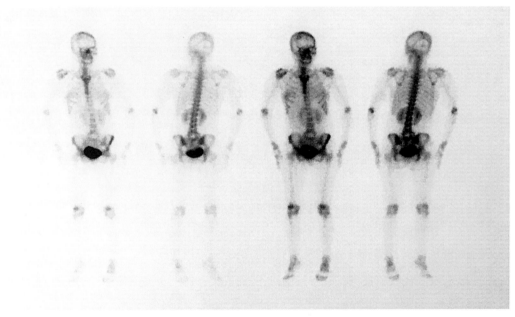

图 9-18　腰椎骨巨细胞瘤（女，30 岁，与图 9-15、9-16、9-17 为同一患者）

全身骨显像，前位及后位采集，见 L5 椎体放射性分布不均，其内见放射性分布缺损区

六、鉴别诊断

1. 骨转移瘤　X 线片上表现为多发的骨质破坏，边界不清，常伴有软组织肿胀和骨膜反应。与 GCT 不同的是，骨转移瘤通常没有明显的囊性变化。

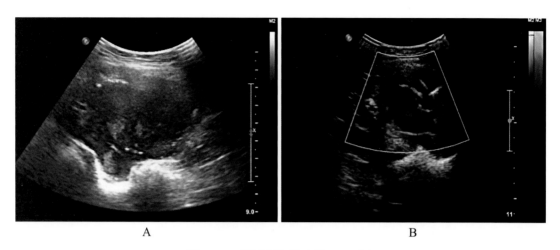

图 9-19　骨巨细胞瘤（男，37 岁）

A. 骨皮质内弱回声或囊实混合回声团块，内部回声多不均匀，可有液化；B. CDFI：肿块实性部分可见血流信号

2. 单纯性骨囊肿　常见于 20 岁以下，发病多在骨骺闭合之前。可见边界清楚的类圆形水样密度影，多有硬化边，无骨膜新生骨及软组织肿块，可见"骨片陷落征"。CT 显示为液体密度，增强无强化。

3. 软骨母细胞瘤　多见于青少年，好发于棘突、横突、椎板和椎弓根。多为偏心性、分叶状圆形、类圆形骨质透亮区，边界清楚，有硬化边，常伴有钙化，多呈小点状、斑点状甚至团块状。T1WI 呈低信号，T2WI 呈低或中信号，明显的邻近骨髓水肿可能为两者的鉴别特征。

4. 动脉瘤样骨囊肿　多在 20 岁之前发病，常侵袭脊柱后柱，偏心膨胀性生长，呈多房性、溶骨性骨质破坏，边界清楚，钙化少见，周围有硬化边。MRI 显示病变多发分隔，囊腔可见液 - 液平面，边界清晰，呈分叶状，周围低信号。增强扫描囊性成分无强化，间隔呈蜂窝状明显强化。

第八节　脊　索　瘤

一、定义及基本概念

脊索瘤起源于胚胎残留的脊索组织，好发于颅底和骶尾部，可以是良性或恶性，但良性脊索瘤更为常见。据统计，脊髓肿瘤在所有中枢神经系统肿瘤中占比 2% ~ 4%[82]。此外，男性脊索瘤的风险比女性高，且发病率与年龄有关，以青少年和中年人为主。

二、发病原因

病因及发病机制尚不明确，有报道认为脊索瘤的染色体缺失与变异主要位于 lq36 及 7q33。

三、分型

脊索瘤根据其发生的部位，可分为三型：

1．髓内型　这种脊索瘤发生在脊髓内部，通常由星形胶质细胞或少突胶质细胞组成。其临床表现包括运动和感觉障碍、肌肉萎缩和疼痛。

2．髓外型　这种脊索瘤发生在脊髓周围，通常由神经鞘细胞或神经纤维组成。其临床表现包括神经根受压症状、局部疼痛和运动障碍。

3．椎管内型　这种脊索瘤发生在椎管内，通常由脊膜或神经根鞘细胞组成。其临床表现包括神经根受压症状和运动障碍。

四、临床表现

脊索瘤的临床表现与其所在的部位和大小密切相关，通常包括背部疼痛、肢体感觉异常、运动障碍、膀胱和肛门括约肌功能异常等。此外，脊索瘤也可引起体重减轻、疲劳、恶心等全身症状[83]。

五、影像学表现及诊断

脊索瘤的诊断通常需要结合临床表现和影像学检查，以确定其类型和恶性程度。

常见的影像学检查包括 X 线、CT、MRI 和 PET 等。其中 MRI 是最常用的影像学检查方法，因为它能提供更清晰的图像和更准确的定位信息。对于脊索瘤的诊断，MRI 的优势尤为明显。

1．X 线　X 线片对于脊索瘤的诊断价值有限，主要表现为椎体形态的改变，如骨质破坏、椎间隙变窄等（图 9-20）。

2．CT　CT 能清晰地显示脊柱的骨质结构和肿瘤的形态、大小、位置等信息，但对软组织的显示不如 MRI。脊索瘤的 CT 表现为圆形或椭圆形软组织密度区，密度均匀或不均匀（图 9-21）。

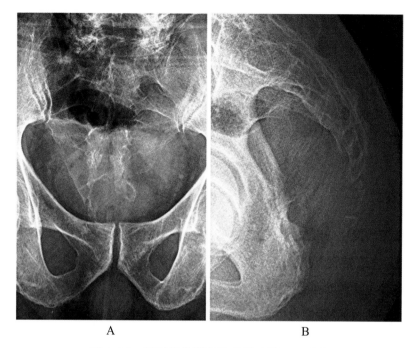

图 9-20　骶尾部椎管外脊索瘤（男，53 岁）

A. 骶椎 X 线正位片；B. 骶椎 X 线侧位片。瘤体侵蚀部分骶骨及尾骨，相应部位骨质破坏明显

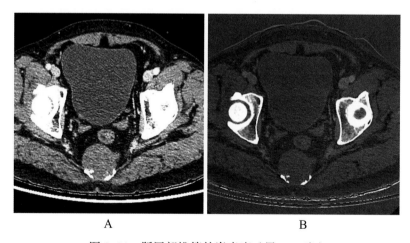

图 9-21　骶尾部椎管外脊索瘤（男，71 岁）

A. 骶椎 CT 横断面骨窗；B. 骶椎 CT 横断面软组织窗。瘤体侵蚀部分骶骨及尾骨，
骨质破坏并可见软组织密度影

3. MRI　MRI 是诊断脊索瘤最常用的影像学方法，具有高分辨率、多平面成像和对软组织的良好显示能力。MRI 表现为 T1WI 上等或略低信号，T2WI 上等或略高信号，增强后呈均匀或不均匀的明显强化。此外，DWI 也可作为诊断的辅助手段，有助于鉴别良恶性病变[84]（图 9-22、图 9-23）。

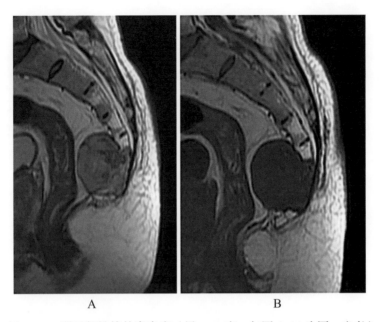

图 9-22　骶尾部椎管外脊索瘤（男，71 岁，与图 9-21 为同一患者）

A. 骶尾椎 MRI T1WI；B. 骶尾椎 MRI T2WI。瘤体侵蚀部分骶骨及尾骨，相应部位骨质破坏

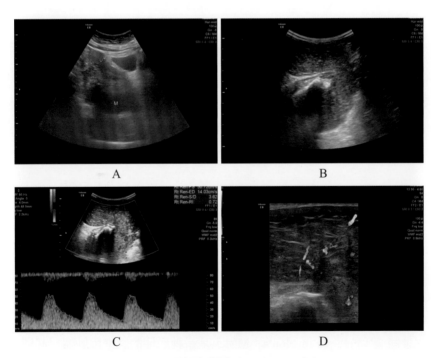

图 9-23　骶尾部脊索瘤（女，80 岁）

A. 凸阵探头经腹部扫查可见子宫后方包块，包块部分向盆腔内生长；B. 凸阵探头经骶尾部扫查见包块围绕骶骨生长，并与骶骨分界不清；C. CDFI：包块内见条状血流信号，PW 检测呈动脉频谱，RI：0.72；D. 线阵探头经骶尾部扫查：内部回声欠均匀，见多个条索状高回声，可见多个条状血流信号；（感谢江西省萍乡市人民医院超声科陈荣供图）

4. 放射性核素扫描 在脊索瘤的诊断中，PET-CT/MRI 主要用于评估肿瘤的代谢情况和转移情况，对于 SPECT 骨显像诊断脊索瘤尚有争论。PET-CT/MRI 可显示脊索瘤的代谢活性和转移灶，但其对于脊柱解剖结构的显示不如 MRI。脊索瘤骨显像通常表现为放射性分布减少或正常，而放射性摄取增加鲜有报道。F. Yasaman 曾报道过一例发生在腰椎的脊索瘤病例，SPECT/CT 图像显示 L2 局灶性放射性摄取增高[85]。相较于 SPECT/CT 骨显像，18F-FDG PET/CT 或 PET/MR 对脊索瘤的诊断价值更大，病灶的骨质破坏以溶骨性改变为主，通常表现为病灶对 FDG 的轻度不均匀摄取[86]。

5. 超声 骶尾部实性肿块的边界清晰，形态不规则，可呈分叶状，内部回声不均匀，可见斑片状强回声，CDFI 示部分肿块内可见点状血流信号[87]。

六、鉴别诊断

脊索瘤的鉴别诊断需要考虑多种可能性，例如，其他类型的神经系统肿瘤及感染性疾病等，影像学检查往往是鉴别的重要手段之一。

1. 脊髓炎 是由病毒、细菌、螺旋体、寄生虫等病原体感染引起的脊髓的炎性病变。与脊索瘤相比，脊髓炎多为急性起病，起病时可有低热、神经根性疼痛、肢体麻木无力和病变节段的躯体束带感，也可无其他任何症状而直接发生瘫痪。

2. 脊髓空洞症 是一种少见的脊髓疾病，通常由先天性异常或脊髓的外伤引起。与脊索瘤相比，脊髓空洞症的起病更加缓慢，包括进行性的运动和感觉障碍、肢体麻木无力等。

3. 脊髓血管性病变 包括脊髓梗死和脊髓出血等。与脊索瘤相比，脊髓血管性病变的临床表现可能更加急性，包括感觉或运动障碍、疼痛等。

第九节　多发性骨髓瘤

一、定义及基本概念

多发性骨髓瘤（multiple myeloma，MM）是一种恶性的浆细胞肿瘤，起源于骨髓内的浆细胞[88]，特征为浆细胞的异常增生伴有单克隆免疫球蛋白或轻链（M 蛋白）的过度生成。发病率在全球范围内呈现逐年增加的趋势，约占所有血液系统肿瘤的 10%，是成年人第二常见的血液肿瘤[89]。流行病学研究显示，多发性骨髓瘤发病率随着年龄的增大而增加，多见于 40 岁以上的中老年人，中位年龄约为 70 岁[90]，男性发病率略高于女性[91]。

二、分型

1. 依照 M 蛋白类型分为 IgG 型、IgA 型、IgD 型、IgM 型、IgE 型、轻链型、双克隆型以及不分泌型。进一步可根据 M 蛋白的轻链型别分为 κ 型和 λ 型。

2. 根据骨髓浆细胞百分比、血清免疫球蛋白水平和骨病损伤的程度，多发性骨髓瘤可分为三个亚型：冒烟型髓瘤（smoldering multiple myeloma，sMM）、活动性多发性骨髓瘤（active multiple myeloma，aMM）和侵袭性多发性骨髓瘤（invasive multiple myeloma，iMM）[92]。

三、临床表现

MM 起病缓慢，早期多无明显症状，非常容易被漏诊。常见的临床表现包括骨髓瘤相关器官功能损害的表现，即"CRAB"症状：血钙升高（calcium elevation，C）、肾功能损害（renal insufficiency，R）、贫血（anemia，A）、骨病（bone disease，B）以及继发淀粉样变性的相关表现。

四、影像学表现及诊断

MM 的诊断主要依据临床表现、血液学、骨髓细胞学和影像学。其中，影像学在诊断和评估疾病的进展中具有重要作用。

1. X 线　是最常用的影像学检查方法，可以发现骨破坏及骨质疏松等表现，但对早期病变的检出率较低[93]。主要表现为无硬化边的圆形或类圆形穿凿样溶骨性病变，多见于肋骨、颅骨、髂骨、脊柱椎体等，即使在有效治疗后 X 线片上仍可见溶骨性病变（图 9-24、图 9-25）。

2. CT　对骨破坏的检出率较 X 线片高，但对软组织浸润的显示较差。MM 的 CT 表现与 X 线片相似，主要为溶骨性病变。CT 能够更好地评估骨折风险和脊柱骨折的稳定性，对骨皮质和骨小梁有较高的敏感性和分辨率，对脊柱、肋骨、骨盆的溶骨性病变的敏感性高于 X 线，还可以了解有无脊髓和神经根的压迫。与 X 线片类似，在疾病完全缓解后病变在 CT 片上依然清晰可见（图 9-26）。

3. MRI　对骨髓浸润和软组织浸润的显示较好，可作为病灶评估和治疗反应评价的重要检查方法。MM 骨病变在 T1 为低信号，在 T2 为中高信号，增强 MRI 可见病变部位明显强化（图 9-27、图 9-28）。

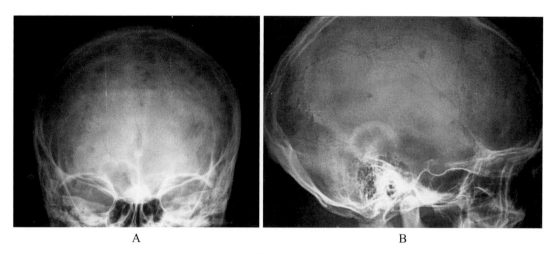

A   B

图 9-24 多发性骨髓瘤（男，57 岁）

A．颅骨 X 线正位片；B．颅骨 X 线侧位片。颅骨可见多发圆形、类圆形低密度穿凿样溶骨性病灶

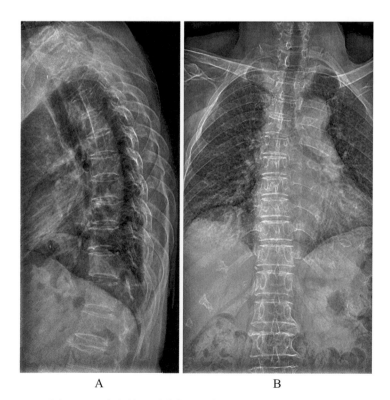

A   B

图 9-25 多发性骨髓瘤伴 T2 病理性骨折（女，67 岁）

A．胸椎 X 线正位片；B．胸椎 X 线侧位片。椎体及肋骨骨质疏松明显，T2 椎体压缩楔形变

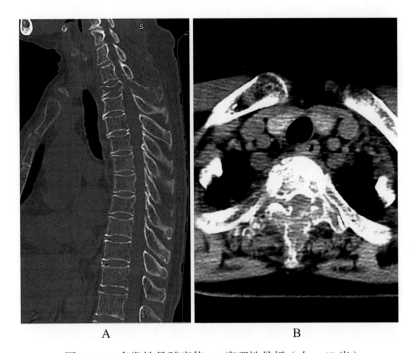

图 9-26　多发性骨髓瘤伴 T2 病理性骨折（女，67 岁）

A. 胸椎 CT 矢状位；B. 胸椎 CT 横断面。T2 椎体楔变，椎体及附件见溶骨性骨质破坏

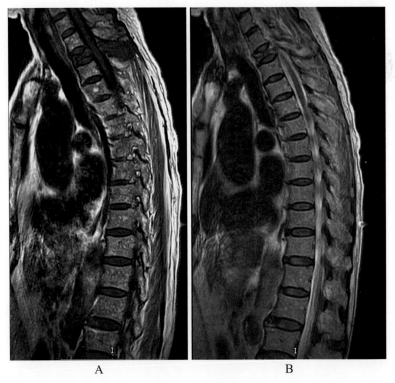

图 9-27　多发性骨髓瘤伴 T2 病理性骨折（女，67 岁）

A. 胸椎 MRI T1WI；B. 胸椎 MRI T2WI。T2 椎体及附件见 T1 低信号、T2 中高信号影

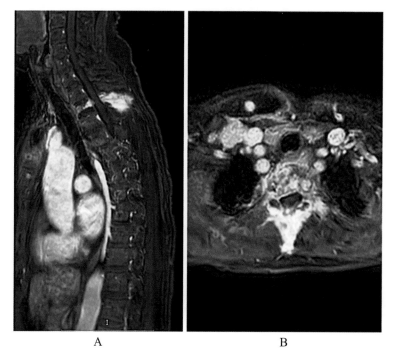

A   B

图 9-28　多发性骨髓瘤伴 T2 病理性骨折（女，67 岁）

A. 胸椎 MRI 增强矢状位；B. 胸椎 MRI 增强横断面。T2 椎体及附件骨质破坏，明显强化

4. 放射性核素扫描　尽管 MRI 仍然是评估多发性骨髓瘤骨髓受累程度的金标准，但国际骨髓瘤工作组仍常规推荐 18F-FDG-PET 用于多发性骨髓瘤的初始评估和治疗反应评估，其在风险分层和预后方面有重要价值。病灶对 FDG 的摄取程度表现不一，FDG-PET 显像阳性可能成为一种新的生物标记，用以判断多发性骨髓瘤的活动性及疗效反应。而 FDG-PET 显像阴性是判断预后的积极因素，因其在预后评估中的巨大作用，使得约 30% 的患者更改了治疗方案[94]。

近几十年的发展，涌现出了一批新兴的正电子核素标记探针，比如 11C 标记的蛋氨酸，主要反映恶性肿瘤细胞的氨基酸合成，在评估骨髓瘤髓内、髓外浸润时比 FDG-PET 更灵敏。11C 或 18F 标记的胆碱也展现出在评估多发性骨髓瘤分期中的价值，但其缺点是在肝内的生理性分布过多。除此之外，还有程序性细胞死亡配体 1（programmed cell death ligand 1，PDL1）、成纤维细胞活化蛋白抑制剂（fibroblast activation protein inhibitor，FAPI）等用于 PET 显像来评估多发性骨髓瘤的分期。

PET/MR 的应用兼顾了 MRI 在骨髓浸润评估中的价值和 PET 在疗效及预后评估中的作用，并且大大减少了 CT 组件所带来的辐射问题，尤其适用于儿童及青少年骨髓瘤患者，其典型的影像表现同 MR 及 FDG-PET（图 9-29、图 9-30、图 9-31）。

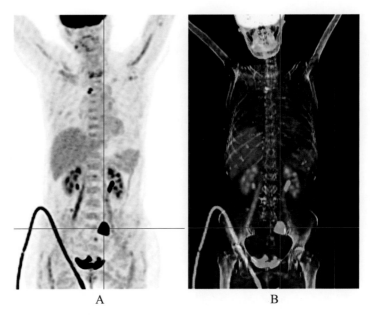

图 9-29　多发性骨髓瘤（女，67 岁，与图 9-25 至图 9-28 为同一患者）

A. PET 显像 MIP 图；B. PET/CT 融合图。T2 椎体、T4 附件、双侧肾、左侧髂骨显示高代谢灶，对 FDG 的摄取增加

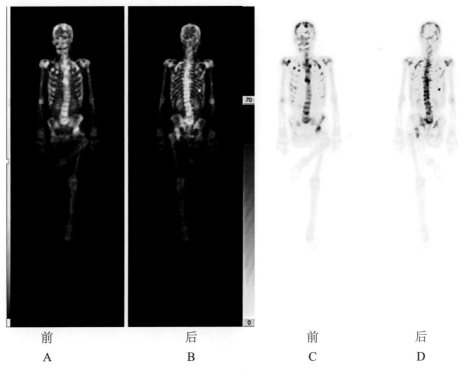

| 前 | 后 | 前 | 后 |
| A | B | C | D |

图 9-30　多发性骨髓瘤（男，63 岁）

A、C. 全身骨显像前位相；B、D. 全身骨显像后位相。全身骨显像（右下肢被动屈膝位）前后位。颅骨、右侧肩胛骨、双侧多根肋骨、脊柱多个椎体及左侧髋臼多发局灶性放射性分布浓聚灶

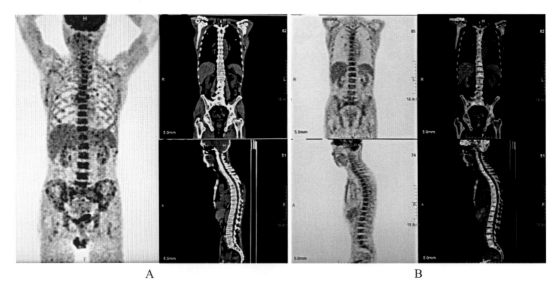

图 9-31　多发性骨髓瘤（男，63 岁）

A. 多发性骨髓瘤 MIP 图，全身骨骼弥漫性放射性分布异常浓聚，以椎体和骨盆骨为著；B. 多发性骨髓瘤 PET/CT 融合图像，广泛椎体"虫噬样"骨质破坏，相应部位放射性分布异常浓聚

五、鉴别诊断

1. 骨髓瘤　骨髓瘤是单发的浆细胞瘤，与多发性骨髓瘤的主要区别在于病变数目。骨髓瘤患者骨髓内浆细胞的比例正常，血清免疫球蛋白的水平不升高。

2. 骨转移瘤　骨转移瘤常表现为多发性骨破坏，易与多发性骨髓瘤混淆，但骨转移瘤的骨髓浆细胞比例正常，血清免疫球蛋白水平不升高。影像学上，骨转移瘤的骨破坏病灶边界清楚，而多发性骨髓瘤的病灶边界模糊。

3. 骨髓纤维化　影像学上，骨纤维化的骨破坏病灶边界清楚，骨破坏区内可见纤维化条索。

第十节　脊柱转移瘤

一、定义及基本概念

脊柱转移瘤是指由非原发脊柱的其他部位的恶性肿瘤，经直接侵犯、血液循环、淋巴或其他路径转移或播散至脊柱产生的继发性肿瘤。骨组织是仅次于肝、肺转移的第三位转移高发器官。脊柱转移瘤以胸、腰椎为多见，其次为骶椎和颈椎。最容易产生脊柱转移的恶性肿瘤有乳腺癌、肺癌、前列腺癌、宫颈癌、肾癌、甲状腺癌、肝癌、胃癌及直肠癌等，其中以乳腺癌、肺癌、前列腺癌转移最为常见[95, 96]。

二、临床表现

1. 疼痛　疼痛是脊柱转移瘤最早出现和最常见的临床症状。约65%的脊柱转移瘤患者以疼痛为首发症状就诊。疼痛常进行性加重，休息时不缓解，尤以夜间疼痛明显。在其他症状出现之前，疼痛可以单独出现很长时间。其特征多是恒定部位的叩击痛，不同的转移部位会表现出不同的疼痛特征。颈椎疼痛常由颈肩部向手指放射，严重者可表现为上肢刀割样痛。部分胸椎转移患者在出现胸髓压迫症状时会出现神经根性疼痛。腰椎转移通常表现为腰背痛，并向下肢放射。因此，凡有恶性肿瘤病史者，若出现颈、胸、腰骶部的疼痛、叩击痛，应高度怀疑出现脊柱转移的可能。

2. 脊髓神经压迫症状　有5%～14%的脊柱转移瘤可出现脊髓、马尾或神经根的压迫或侵袭，导致不同程度的根性疼痛和感觉、运动功能损害。如肿瘤累及寰枕关节，会引起头颈部僵硬、活动受限甚至斜颈；若累及颈交感神经，则会引发Horner综合征。脊髓压迫可导致急迫性尿失禁，而马尾压迫可导致尿潴留伴充溢性尿失禁。括约肌功能障碍一般多发生在晚期，多由病理性骨折引起，往往提示预后不良。

3. 病理性骨折　椎体破坏严重者，轻微外伤或无明显的诱因就会引起病理性骨折，出现疼痛突然加剧。如果肿瘤或病理性骨折压迫脊髓，可迅速出现大小便障碍、截瘫等[97]。

4. 全身症状　脊柱转移瘤除上述症状外，通常全身状况较差，一般有恶病质表现，如消瘦、贫血、低热、乏力等。合并高钙血症者，可引起胃肠道功能紊乱和精神不振，甚至神志失常。

三、影像学表现及诊断

脊柱转移瘤的诊断需遵循临床、影像和病理三结合的原则，三方面综合分析，目前多使用Tokuhashi脊柱转移瘤预后评分法对肿瘤进行评估[98]。

脊柱转移瘤多为多椎体病变，常累及椎体和附件。根据肿瘤内密度分为成骨性转移、溶骨性转移和混合性转移。

1. X线　X线片常为首选的检查方法。通过病变部位X线正、侧位片可以了解大致的肿瘤发病部位及生物学行为，有时可对具有明显影像特点的肿瘤做出明确诊断。

X线片上可见发生在椎体和附件的病灶。若仅显示椎弓根的破坏，大多应先考虑转移瘤。

（1）溶骨性破坏：溶骨性转移瘤最常见，常为多发。X线片表现为骨松质内产生局限性溶骨性的骨质破坏，呈虫蚀样、地图样，随后融合成大片，边缘可完整或不完整，不伴有硬化缘，骨皮质也可发生破坏，病变区很少出现骨膨胀和骨膜反应（图9-32）。

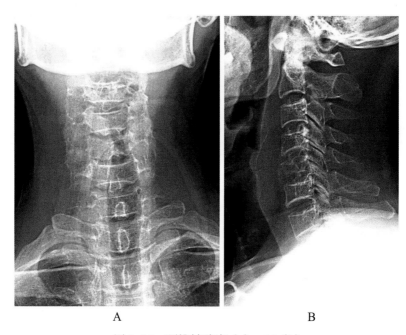

A   B

图9-32 颈椎转移瘤（女，81岁）

A. 颈椎X线正位片；B. 颈椎X线侧位片。C6椎体呈溶骨性破坏，不累及邻近椎间盘，术后病理提示原发肿瘤为食管癌

（2）成骨性破坏：成骨性转移瘤较少见，可多椎体受累或一椎体多处受累。X线片表现为斑点状、片状致密影，甚至为象牙样、棉絮状、毛玻璃状或日光放射状密度增高，骨小梁紊乱、增厚，受累椎体体积增大，边界可清楚或不清楚，基本上保持骨骼外形。

（3）混合性骨破坏：混合性脊柱转移瘤较少见，其X线表现兼有上述溶骨性及成骨性转移瘤的特征。

2. CT CT对骨肿瘤的敏感性远高于X线检查。临床上，常有患者无明显症状，或常规检查阴性时经CT检查发现一处或多处转移病灶。CT的主要优点在于能够发现骨皮质和骨小梁的微小破坏，能准确显示椎体的溶骨性或成骨性病灶，显示肿瘤侵犯硬膜外腔或椎旁软组织的部位和范围，以及硬膜受压的程度（图9-33）。

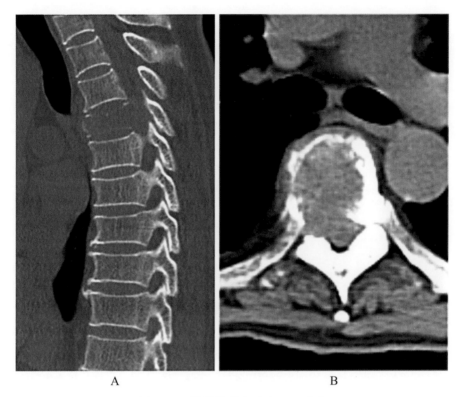

图 9-33　胸椎转移瘤（女，81 岁）

A. 胸椎 CT 矢状位；B. 胸椎 CT 横断面。T2 椎体呈溶骨性破坏，硬膜囊及脊髓受压，术后病理提示原发肿瘤为食管癌

3．MRI　早期转移瘤侵犯骨骼时不造成明显的骨质破坏，X 线片和 CT 均不能显示，而 MRI 由于肿瘤与脂肪组织之间的良好对比，可清晰地显示转移病灶，尤其是在脊柱的转移瘤方面，可为脊柱提供较全面的信息，对诊断脊柱转移瘤具有高敏感性。典型的溶骨性病变在 MRI 通常表现为椎体骨质破坏，可累及附件，T1WI 低信号，T2WI 高信号。局灶硬化性病变则表现为 T1WI、T2WI 均为低信号。增强后强化明显，可区别大部分肿瘤的良恶性（图 9-34、图 9-35）。

4．放射性核素扫描　PET-CT 除了具有 PET 和 CT 各自的功能外，其独特的融合图像，将 PET 图像和 CT 图像有机融合，可以同时反映病灶的病理生理和形态结构，有助于早期发现病灶和定性，显著提高了诊断的准确性。核医学骨显像由于其全身性检查、高灵敏度、较 X 线检查提前 3 ~ 6 个月发现病灶等优点，成为临床上筛查和诊断骨转移的首选方法。随着 SPECT/CT、PET/CT 及 PET/MR 的临床应用，实现了核医学骨代谢功能影像与 CT、MRI 解剖影像的有机融合及优势互补，极大提高了骨转移瘤的诊断灵敏度和准确性。

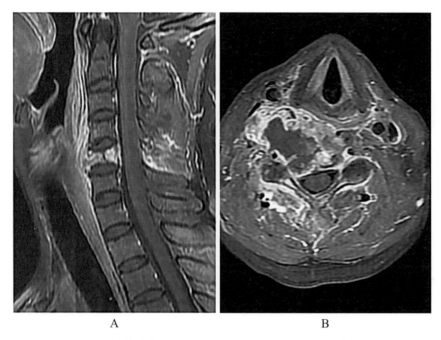

图 9-34　颈椎转移瘤（女，81 岁，与图 9-32、9-33 为同一患者）

A．颈椎 MRI T1WI 增强矢状位；B．颈椎 MRI T1WI 增强横断面。C6 椎体转移瘤，明显强化，呈溶骨性破坏，不累及邻近椎间盘，食管癌的原发灶强化明显

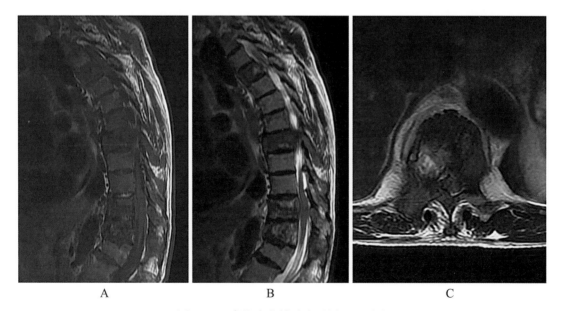

图 9-35　脊柱多发转移瘤（男，78 岁）

A．胸椎 MRI T1WI 矢状位；B．胸椎 MRI T2WI 矢状位；C．胸椎 MRI T2WI 横断面；D．腰椎 MRI T1WI 矢状位；E．腰椎 MRI T2WI 矢状位；F．腰椎 MRI T2WI 横断面。胸椎、腰椎多发转移瘤，T1 低信号、T2 稍高信号，多椎体溶骨性破坏，呈跳跃性，不累及邻近椎间盘。术后病理提示原发肿瘤为胃癌

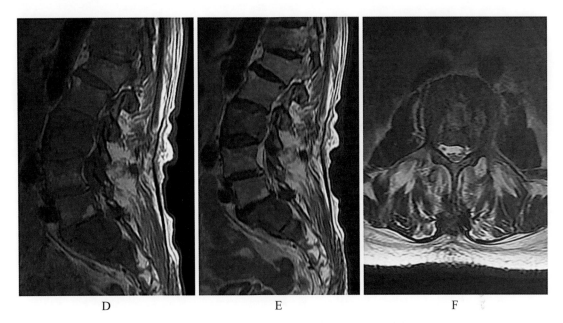

图 9-35　脊柱多发转移瘤（男，78 岁）（续）

　　肺癌尤其小细胞肺癌最常见的转移部位是富含红骨髓的脊柱骨，其次是肋骨及四肢长骨，肺癌骨转移常表现为成骨性 - 溶骨性的混合性骨质破坏，骨显像表现为转移部位的放射性分布异常浓聚。乳腺癌的远处转移好发于躯干骨，其次为肱骨和股骨近端，以胸骨最为常见，绝大多数转移灶表现为溶骨性或混合性骨质破坏，骨显像特点为成骨活跃处显像剂浓聚，溶骨活跃处显像剂稀疏或缺损。18F-FDG-PET/CT 对乳腺癌骨转移灶的检测灵敏度和特异性比骨显像更高，主要表现为病灶对 FDG 的高摄取，尤其是溶骨性骨质破坏伴软组织形成的病灶。雌激素受体 18F-FES-PET 显像对乳腺癌转移灶的检测更特异，图像本底水平更低。前列腺癌是男性最常见的恶性肿瘤之一，其发生骨转移的类型以成骨性骨质破坏为主，癌细胞主要通过静脉系统侵犯中轴骨及四肢长骨。因转移灶的成骨活跃，骨显像表现为病变部位的放射性异常浓聚，常致双肾及膀胱显影变淡或不显影，呈现"超级骨显像"的征象。而 SPECT/CT 融合显像可以额外检出一些较小或不摄取显像剂的隐匿病灶。前列腺特异性膜抗原（prostate specific membrane antigen，PSMA）是前列腺细胞特异性表达的一种胞膜蛋白，最新的靶向 PSMA 的分子影像 18F-PSMA PET/CT 或 PET/MR检查在前列腺癌的精准诊疗中发挥着越来越重要的影响。其对前列腺原发病灶及转移灶的检出敏感性、特异性及阳性检出率方面显著高于 CT、MRI，甚至是 FDG-PET。影像主要表现为病灶对 PSMA 显像剂的高摄取（图 9-36 至图 9-38）。

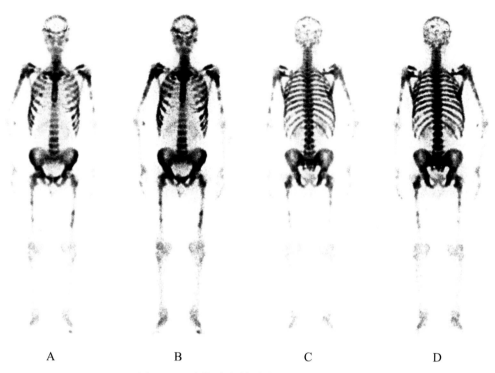

A   B   C   D

图 9-36 脊柱多发转移瘤（男，76 岁）

A、B. 全身骨显像前位相；C、D. 全身骨显像后位相。前列腺癌全身广泛骨转移骨显像图。全身骨骼放射性分布弥漫性增高，以中轴骨骼为著，双肾及膀胱未见明显显影，呈"超级骨显像"表现

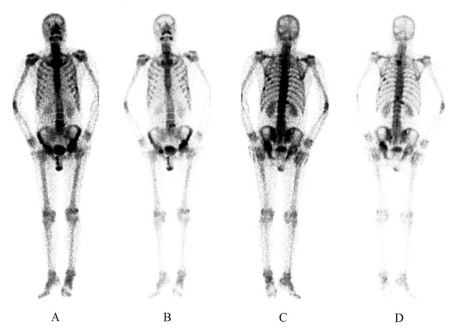

A   B   C   D

图 9-37 脊柱多发转移瘤（男，77 岁）

A、B. 全身骨显像前位相；C、D. 全身骨显像后位相。肺癌多发骨转移全身骨显像图。T3、T4、T11 椎体、L5 椎体、左侧第 7、8 后肋、左侧髋臼及右侧耻骨多发放射性分布浓聚灶

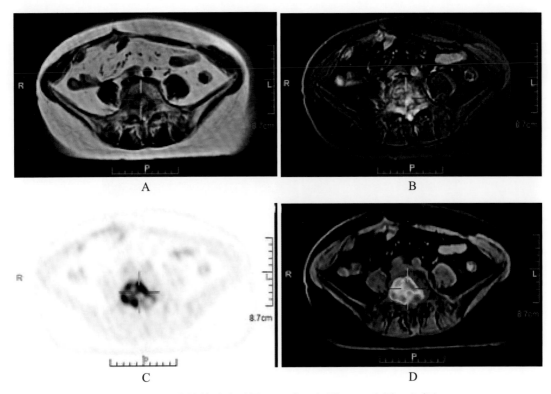

图 9-38 脊柱转移瘤（男，77 岁，与图 9-37 为同一患者）

A. L5 椎体 T2WI；B. L5 椎体抑脂像；C. L5 椎体 FDG-PET 像；D. L5 椎体 PET/MR 融合像。
L5 椎体呈溶骨性骨质破坏，T2 稍低信号，抑脂后呈高信号，融合图像显示骨质破坏区异常 FDG
摄取，术后病理提示原发肿瘤为腹腔平滑肌肉瘤

四、鉴别诊断

1. 脊柱本身的病变 脊柱转移瘤的症状和表现与其他脊柱疾病（如脊柱原发肿瘤、
脊柱结核、脊柱骨折等）有相似之处，需要予以排除。

2. 神经系统的病变 脊柱转移瘤可能会引起脊髓或神经根的压迫，导致相应的神经
症状，需要排除其他神经系统相关疾病（如脊髓炎、多发性硬化等）。

3. 代谢性骨病 某些代谢性骨病（如骨质疏松症、甲状旁腺肿瘤）也可导致脊柱骨
折和疼痛，需要与脊柱转移瘤进行鉴别（图 9-39）。

4. 常见的良性病变 全身骨显像诊断肺癌骨转移时，需要与一些常见的良性病变相
鉴别，主要包括：①手术区域的异常放射性浓聚，主要见于手术过程中所导致的肋骨骨折
或创伤，影像特点表现为与手术或创伤部位相一致，联合 SPECT/CT 融合显像可见浓聚
部位骨骼形态的改变。②放疗所致的放射性炎症，表现为局部的放射性浓聚程度高于周围

正常骨组织，随着时间的延长，其浓聚程度会低于周围正常骨骼。③恶性胸腔积液或胸膜病变，表现为患侧弥漫性的放射性浓聚，借助 SPECT/CT 融合显像进行精准定位可加以鉴别。④肺性骨病，常见于肺癌、肺炎、肺脓肿、肺结核等胸腔疾病，骨显像表现为四肢长骨皮质的放射性对称性浓聚，呈"车轨"征，随着胸腔疾病的治愈，该现象随即消失。

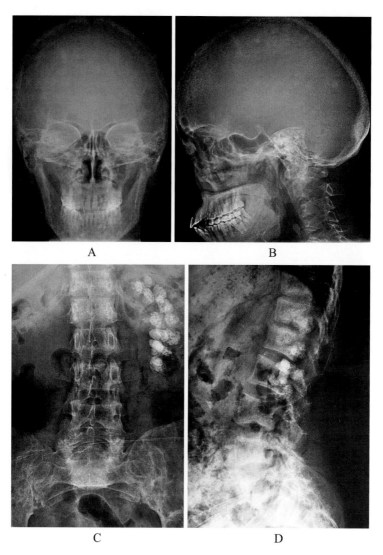

图 9-39　甲状旁腺肿瘤所致全身代谢性骨病（女，40 岁）

A、B. 头颅 X 线正、侧位片；C、D. 腰椎 X 线正、侧位片。可见颅骨及腰椎椎体广泛骨密度下降，骨皮质变薄；E. 放射性核素骨显像，呈"超级骨显像"表现，提示代谢性骨病

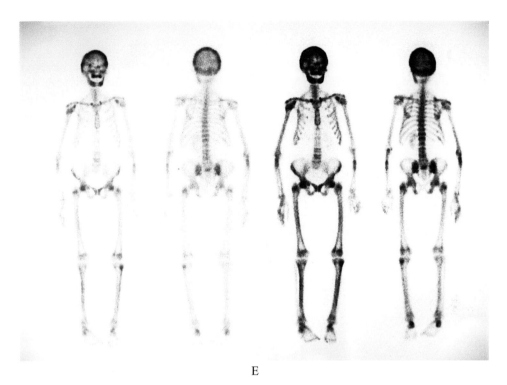

E

图 9-39 甲状旁腺肿瘤所致全身代谢性骨病（女，40岁）（续）

参考文献

［1］ Anderson P A, Montesano P X. Morphology and treatment of occipital condyle fractures [J]. Spine (Phila Pa 1976), 1988, 13(7): 731–736.

［2］ Jefferson G. Fracture of the atlas vertebra. Report of four cases, and a review of those previously recorded [J]. Brit J Surg, 2005, 7(27): 407–422.

［3］ Anderson L D, D'Alonzo R T. Fractures of the odontoid process of the axis [J]. J Bone Joint Surg Am, 1974, 56(8): 1663–1674.

［4］ Levine A M, Edwards C C. The management of traumatic spondylolisthesis of the axis [J]. J Bone Joint Surg Am, 1985, 67(2): 217–226.

［5］ Effendi B, Roy D, Cornish B, et al. Fractures of the ring of the axis. A classification based on the analysis of 131 cases [J]. J Bone Joint Surg Br, 1981, 63–b(3): 319–327.

［6］ Holdsworth F. Fractures, dislocations, and fracture-dislocations of the spine [J]. J Bone Joint Surg Am, 1970, 52(8): 1534–1551.

［7］ Ferguson R L, Allen B L, JR. A mechanistic classification of thoracolumbar spine fractures [J]. Clin Orthop Relat Res, 1984, (189): 77–88.

［8］ Denis F. The three column spine and its significance in the classification of acute thoracolumbar spinal injuries [J]. Spine (Phila Pa 1976), 1983, 8(8): 817–831.

［9］ Vaccaro A R, Zeiller S C, Hulbert R J, et al. The thoracolumbar injury severity score: a proposed treatment algorithm [J]. J Spinal Disord Tech, 2005, 18(3): 209–215.

［10］ Vaccaro A R, Lehman R A, Jr., Hurlbert R J, et al. A new classification of thoracolumbar injuries: the importance of injury morphology, the integrity of the posterior ligamentous complex, and neurologic status [J]. Spine (Phila Pa 1976), 2005, 30(20): 2325–2333.

［11］ 丁超, 孙强, 唐成. 3.0T MRI 与 SPECT-CT 诊断骨质疏松性椎体压缩骨折的比较分析［J］. 中国组织工程研究, 2016, 20（39）: 5885–5891.

［12］ 李永博, 武汉, 韩硕, 等. SPECT-CT 与 MRI 对确定骨质疏松性椎体压缩骨折疼痛责任椎体的价值比较. 中国脊柱脊髓杂志, 2017, 27（11）: 997–1003.

［13］ Bonnin J G. Sacral fractures and injuries to the cauda equina [J]. JBJS, 1945, 27(1): 113–127.

［14］ Denis F, Davis S, Comfort T. Sacral fractures: an important problem. Retrospective analysis of 236 cases [J]. Clin Orthop Relat Res, 1988, 227: 67–81.

［15］ Roy-Camille R, Saillant G, Gagna G, et al. Transverse fracture of the upper sacrum. Suicidal jumper's fracture [J]. Spine (Phila Pa 1976), 1985, 10(9): 838–845.

［16］ Isler B. Lumbosacral lesions associated with pelvic ring injuries [J]. J Orthop Trauma, 1990, 4(1): 1–6.

［17］ Fisher R G. Sacral fracture with compression of cauda equina: surgical treatment [J]. J Trauma, 1988, 28(12): 1678–1680.

［18］ Galera R, Tovi D. Anterior disc excision with interbody fusion in cervical spondylotic myelopathy and rizopathy [J]. J Neurosurg, 1968, 28(4): 305–310.

［19］ 党耕町, 王超, 陈仲强, 等. 比值法与发育性颈椎管狭窄的诊断［J］. 中国脊柱脊髓杂志, 1992, 2（4）: 146.

［20］ Masocatto N O, Da-Matta T, Prozzo T G, et al. Thoracic outlet syndrome: a narrative review. Síndrome do desfiladeiro torácico: uma revisão narrativa. Rev Col Bras Cir, 2019, 46(5): e20192243.

［21］ Baz A A. An overview of the findings of dynamic upper limbs' arterial and venous duplex in cases of vascular thoracic outlet syndrome[J]. Egy J Radiol Nucl Med, 2019, 50(1): 1-11.

［22］ Gibson W P R. Meniere's disease[J]. Adv Otorhinolaryngol, 2019, 82: 77-86.

［23］ Benzakour T, Igoumenou V, Mavrogenis A F, et al. Current concepts for lumbar disc herniation[J]. Int Orthop, 2019, 43(4): 841-851.

［24］ Pfirrmann C W, Metzdorf A, Zanetti M, et al. Magnetic resonance classification of lumbar intervertebral disc degeneration[J]. Spine (Phila Pa 1976), 2001, 26(17): 1873-1878.

［25］ Griffith J F, Wang Y X, Antonio G E, et al. Modified Pfirrmann grading system for lumbar intervertebral disc degeneration[J]. Spine (Phila Pa 1976), 2007, 32(24): E708-712.

［26］ Huang Z Y, Xu H C, Lei T, et al. The location of modic changes in the lumbar spine: a meta-analysis[J]. Eur Spine J, 2016, 25(11): 3746-3759.

［27］ Jain A K, Rajasekaran S, Jaggi K R, et al. Tuberculosis of the Spine[J]. J Bone Joint Surg Am, 2020, 102(7): 617-628.

［28］ Kirschner J S, Foye P M, Cole J L. Piriformis syndrome, diagnosis and treatment[J]. Muscle Nerve, 2009, 40(1): 10-18.

［29］ Klein-Weigel P F, Richter J G. Thromboangiitis obliterans (Buerger's disease)[J]. Vasa, 2014, 43(5): 337-346.

［30］ Meyerding H W. Spondylolisthesis[J]. J Bone Joint Surg, 1931, 13: 39-48.

［31］ Tarpada S P, Kim D, Levine N L, et al. Comparing surgical treatments for spondylolysis: review on current research[J]. Clin Spine Surg, 2021, 34(8): 276-285.

［32］ Mori K, Kasahara T, Mimura T, et al. Prevalence, distribution, and morphology of thoracic ossification of the yellow ligament in Japanese: results of CT-based cross sectional study[J]. Spine (Phila Pa 1976), 2013, 38(19): E1216-1222.

［33］ Peng B, Zhang Y, Hou S, et al. Intradiscal methylene blue injection for the treatment of chronic discogenic low back pain[J]. Eur Spine J, 2007, 16(1): 33-38.

［34］ Peng B G. Pathophysiology, diagnosis, and treatment of discogenic low back pain[J]. World J Orthop, 2013, 4(2): 42-52.

［35］ Peng B, Hao J, Hou S, et al. Possible pathogenesis of painful intervertebral disc degeneration[J]. Spine (Phila Pa 1976), 2006, 31(5): 560-566.

［36］ Aebi M. The adult scoliosis [J]. Eur Spine J, 2005, 14(10): 925-948.

［37］ Schwab F, Farcy J P, Bridwell K, et al. A clinical impact classification of scoliosis in the adult [J]. Spine (Phila Pa 1976), 2006, 31(18): 2109-2114.

［38］ Schwab F, El-Fegoun A B, Gamez L, et al. A lumbar classification of scoliosis in the adult patient: preliminary approach [J]. Spine (Phila Pa 1976), 2005, 30(14): 1670-1673.

［39］ Lowe T, Berven S H, Schwab F J, et al. The SRS classification for adult spinal deformity: building on the King/Moe and Lenke classification systems [J]. Spine (Phila Pa 1976), 2006, 31(19 Suppl): S119-125.

［40］ Schwab F, Ungar B, Blondel B, et al. Scoliosis research society-schwab adult spinal deformity classification: a validation study [J]. Spine (Phila Pa 1976), 2012, 37(12): 1077-1082.

［41］ 邱勇，王斌，朱锋，等. 退变性腰椎侧凸的冠状面失衡分型及对截骨矫形术式选择的意义 ［J］. 中华骨科杂志，2009，29（5）：418-423.

［42］ Obeid I, Berjano P, Lamartina C, et al. Classification of coronal imbalance in adult scoliosis and spine deformity: a treatment-oriented guideline [J]. Eur Spine J, 2019, 28(1): 94-113.

［43］ Bao H, Yan P, Qiu Y, et al. Coronal imbalance in degenerative lumbar scoliosis: prevalence and influence on surgical decision-making for spinal osteotomy [J]. Bone Joint J, 2016, 98-b(9): 1227–1233.

［44］Silva F E, Lenke L G. Adult degenerative scoliosis: evaluation and management [J]. Neurosurg Focus, 2010, 28(3): E1.

［45］Choy W, Miller C A, Chan A K, et al. Evolution of the minimally invasive spinal deformity surgery algorithm: an evidence-based approach to surgical strategies for deformity correction [J]. Neurosurg Clin N Am, 2018, 29(3): 399–406.

［46］Mummaneni P V, Shaffrey C I, Lenke L G, et al. The minimally invasive spinal deformity surgery algorithm: a reproducible rational framework for decision making in minimally invasive spinal deformity surgery [J]. Neurosurg Focus, 2014, 36(5): E6.

［47］Nash CL Jr, Moe JH. A study of vertebral rotation[J]. J Bone Joint Surg Am, 1969, 51(2): 223–229.

［48］King H A, Moe J H, Bradford D S, et al. The selection of fusion levels in thoracic idiopathic scoliosis[J]. J Bone Joint Surg Am, 1983, 65(9): 1302–1313.

［49］Lenke L G, Betz R R, J Harms, et al. Adolescent idiopathic scoliosis: a new classification to determine extent of spinal arthrodesis[J]. J Bone Joint Surg Am, 2001, 83(8): 1169–1181.

［50］裴思佳，张毅，陈小华，等. ^{18}F-FDG PET/CT 显像在脊柱结核中的应用价值［J］. 中国医学装备杂志，2020，17（7）：183–187.

［51］杨兴，刘启榆，陈正国，等. ^{99}Tc^{m}-MDPSPECT 全身骨显像联合 CT 诊断脊柱结核的临床价值［J］. 中国医学装备杂志，2016，13（5）：72–75.

［52］杨新明，王耀一，石蔚，等. 布鲁杆菌病性脊椎炎的影像学分型及临床意义［J］. 中国骨与关节外科，2014，（2）：122–127.

［53］丁惠强，原文琦. 布鲁杆菌性脊柱炎与脊柱结核的鉴别诊断与治疗［J］. 中华骨科杂志，2021，41（20）：1484–1492.

［54］王城，马臻. ^{99}Tc^{m}-MDP SPECT/CT 诊断布鲁氏菌病脊柱炎. 中国医学影像技术，2022，38（3）：431–434.

［55］尹松涛，李俊林，张晓琴，等. 布氏菌病影像学研究进展. 新发传染病电子杂志，2023，8（2）：86–90.

［56］Saeed K, Esposito S, Ascione T, et al. Hot topics on vertebral osteomyelitis from the International Society of Antimicrobial Chemotherapy[J]. Int J Antimicrob Agents, 2019, 54(2): 125–133.

［57］楼敏超，虞晓菁，胡红杰. 真菌性脊柱炎的磁共振成像表现分析［J］. 中华医学杂志，2021，101（15）：1102–1105.

［58］Cheung W Y, Luk K D. Pyogenic spondylitis[J]. Int Orthop, 2012, 36(2): 397–404.

［59］吴孟超，吴在德. 黄家驷外科学（第八版下册）［M］. 人民卫生出版社，2020：2830.

［60］吴孟超，吴在德. 黄家驷外科学（第八版下册）［M］. 人民卫生出版社，2020：2832.

［61］周鑫，倪斌，杨军. 上颈椎类风湿性关节炎的研究进展［J］. 中国脊柱脊髓杂志，2020，30（4）：379–384.

［62］Aletaha D, Neogi T, Silman A J, et al. 2010 Rheumatoid arthritis classification criteria: an American College of Rheumatology/European League against rheumatism collaborative initiative[J]. Arthritis Rheum, 2010, 62(9): 2569–2581.

［63］van der Linden S, Valkenburg H A, Cats A. Evaluation of diagnostic criteria for ankylosing spondylitis. A proposal for modification of the New York criteria[J]. Arthritis Rheum, 1984, 27(4): 361–368.

［64］马成军，吕景丽，张金凤. SPECT 全身骨显像在诊断强直性脊柱炎中的临床应用［J］. 影像研究与医学应用杂志，2019，3（9）：152–154.

［65］ Wink F, Arends S, Maas F, et al. High prevalence of hip involvement and decrease in inflammatory ultrasound lesions during tumour necrosis factor-α blocking therapy in ankylosing spondylitis[J]. Rheumatology, 2019, 58(6): 1040–1046.

［66］ 边钰，高维，邹卫娟，等. 肌骨超声与多模态影像在强直性脊柱炎诊断中的对比研究［J］. 临床超声医学杂志，2021，23（7）：6.

［67］ Baumhoer D, Amary F, Flanagan A M. An update of molecular pathology of bone tumors. Lessons learned from investigating samples by next generation sequencing[J]. Gene Chromosomes Canc, 2019, 58(2): 88-99.

［68］ Huang Z H, Fang T S, Si Z G, et al. Imaging algorithm and multimodality evaluation of spinal osteoblastoma[J]. BMC musculoskeletal disorders, 2020, 21(1): 240.

［69］ NIH, National Institutes of Health Consensus Development Conference Statement: neurofibromatosis. Bethesda, Md., USA, July 13-15, 1987[J]. Neurofibromatosis, 1988, 1(3): 172-178.

［70］ Martinoli C, Bianchi S, Dahmane M. Ultrasound of tendons and nerves[J]. Eur Radiol, 2002, 12(1): 44-55.

［71］ Jaffe H L. Tumors and tumorous conditions of the bones and joints[J]. Acad Med, 1959, 34(1): 72.

［72］ Stefano L. The recent evolution of ultrasound in juvenile idiopathic arthritis[J]. Clin Exp Rheumatol, 2021, 39(6): 1413-1421.

［73］ Glazebrook K N, Keeney G L, Rock M G. Ultrasound of primary aneurysmal bone cyst[J]. Case Rep Radiol, 2014, 2014: 101069.

［74］ Suh J S, Han D Y. Dual fluid levels in an aneurysmal bone cyst: sonographic featuers[J]. Yonsei Med J, 1988, 29(4): 384-387.

［75］ 陈涛，郭稳，高莉，等. 超声对小儿肢体原发动脉瘤样骨囊肿的诊断价值［J］. 中国超声医学杂志，2010，26（11）：1038–1040.

［76］ 沈彬，孟阳，赵卫东，等. 症状性椎体血管瘤影像学表现及手术治疗［J］. 中国脊柱脊髓杂志，2013，23（3）：251–256.

［77］ Lichtenstein L. Histiocytosis X; integration of eosinophilic granuloma of bone, Letterer-Siwe disease, and Schüller-Christian disease as related manifestations of a single nosologic entity[J]. AMA Arch Pathol, 1953, 56(1): 84–102.

［78］ Paget J. On a form of chronic inflammation of bones (osteitis deformans)[J]. Med Chir Trans, 1877, 60: 37–64.

［79］ Campanacci M. Giant-cell tumor and chondrosarcomas: grading, treatment and results (studies of 209 and 131 cases)[J]. Recent Results Cancer Res, 1976, (54): 257–261.

［80］ Stefano L. The recent evolution of ultrasound in juvenile idiopathic arthritis[J]. Clin Exp Rheumatol, 2021, 39(6): 1413–1421.

［81］ Park S Y, Lee M H, Lee J S, et al. Ossified soft tissue recurrence of giant cell tumor of the bone: four case reports with follow-up radiographs, CT, ultrasound, and MR images[J]. Skel Radiol, 2014, 43(10): 1457–1463.

［82］ Louis D N, Perry A, Reifenberger G, et al. The 2016 World Health Organization Classification of Tumors of the Central Nervous System: a summary[J]. Acta Neuropathol, 2016, 131(6): 803–820.

［83］ Walcott B P, Nahed B V, Mohyeldin A, et al. Chordoma: current concepts, management, and future directions[J]. Lancet Oncol, 2012, 13(2): e69–76.

［84］ Sciubba D M, Cheng J J, Petteys R J, et al.Chordoma of the sacrum and vertebral bodies[J]. J Am Acad Orthop Surg, 2009, 17(11): 708–717.

［85］ Yasaman F, Golnaz G, Zahra BG, et al. Unusual presentation of lumbar chordoma on bone scintigraphy in a young patient[J]. Asia Ocean J Nucl Med Biol, 2021, 9(1): 76–79.

［86］ Olson J T, Wenger D E, Rose P S, et al. Chordoma: ^{18}F-FDG PET/CT and MRI imaging features[J]. Skeletal Radiol, 2021, 50(8): 1657–1666.

［87］ 朱笔挥，向茜，邱遮. 骶尾部脊索瘤的临床及超声影像特征［J］. 中国超声医学杂志，2017，33（4）：3.

［88］ Palumbo A, Anderson K. Multiple myeloma[J]. N Engl J Med, 2011, 364(11): 1046–1060.

［89］ Kyle R A, Rajkumar S V. Multiple myeloma[J]. N Engl J Med, 2004, 351(18): 1860–1873.

［90］ Howlader N, Noone A M, Krapcho M, et al. SEER Cancer Statistics Review, 1975–2016. National Cancer Institute, 2018.

［91］ Landgren O, Rajkumar S V. New developments in diagnosis, prognosis, and assessment of response in multiple myeloma[J]. Clin Cancer Res, 2016, 22(22): 5428–5433.

［92］ Rajkumar V S. Multiple myeloma: 2014 Update on diagnosis, risk- stratification, and management. Am J Hematol, 2014, 89(10): 999–1009.

［93］ Hillengass J, Moulopoulos L A, Delorme S, et al. Whole-body computed tomography versus conventional skeletal survey in patients with multiple myeloma: a study of the International Myeloma Working Group[J]. Blood Cancer J, 2017, 7(8): e599.

［94］ Zanoni L, Mattana F, Calabriò D, et al. Overview and recent advances in PET/CT imaging in lymphoma and multiple myeloma[J]. Eur J Radiol, 2021, 141: 109793.

［95］ Coleman R E. Clinical features of metastatic bone disease and risk of skeletal morbidity[J]. Clin Cancer Res, 2006, 12(20 Pt 2): 6243s–6249s.

［96］ Kim D Y, Lee J K, Moon S J, et al. Intradural spinal metastasis to the cauda equina in renal cell carcinoma: a case report and review of the literature[J]. Spine, 2009, 34(24): E892–895.

［97］ Weber M H, Burch S, Buckley J, et al. Instability and impending instability of the thoracolumbar spine in patients with spinal metastases: a systematic review[J]. Int J Oncol, 2011, 38(1): 5–12.

［98］ Cui Y, Lei M, Pan Y, et al. Scoring algorithms for predicting survival prognosis in patients with metastatic spinal disease: the current status and future directions[J]. Clin Spine Surg, 2020, 33(8): 296–306.